日本消化器病学会
大腸ポリープ診療ガイドライン 2020（改訂第 2 版）

Evidence-based Clinical Practice Guidelines for Colonic Polyp 2020（2nd Edition）

日本消化器病学会大腸ポリープ診療ガイドライン作成・評価委員会は，大腸ポリープ診療ガイドラインの内容については責任を負うが，実際の臨床行為の結果については各担当医が負うべきである．

大腸ポリープ診療ガイドラインの内容は，一般論として臨床現場の意思決定を支援するものであり，医療訴訟等の資料となるものではない．

大腸ポリープ
診療ガイドライン
2020

改訂第2版

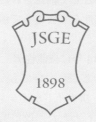

JSGE
1898

編集

日本消化器病学会

協力学会
日本消化管学会
日本消化器がん検診学会
日本消化器内視鏡学会
日本大腸肛門病学会

協力研究会
大腸癌研究会

刊行にあたって

　日本消化器病学会は，2005年に跡見裕理事長（当時）の発議によって，Evidence-Based Medicine（EBM）の手法にそったガイドラインの作成を行うことを決定し，3年余をかけて消化器6疾患（胃食道逆流症（GERD），消化性潰瘍，肝硬変，クローン病，胆石症，慢性膵炎）のガイドライン（第一次ガイドライン）を上梓した．ガイドライン委員会を積み重ね，文献検索範囲，文献採用基準，エビデンスレベル，推奨グレードなどEBM手法の統一性についての合意と，クリニカルクエスチョン（CQ）の設定など，基本的な枠組み設定のもと作成が行われた．ガイドライン作成における利益相反（Conflict of Interest：COI）を重要視し，EBM専門家から提案された基準に基づいてガイドライン委員のCOIを公開している．菅野健太郎理事長（当時）のリーダーシップのもとに学会をあげての事業として継続されたガイドライン作成は，先進的な取り組みであり，わが国の消化器診療の方向性を学会主導で示したものとして大きな価値があったと評価される．

　第一次ガイドラインに次いで，2014年に機能性ディスペプシア（FD），過敏性腸症候群（IBS），大腸ポリープ，NAFLD/NASHの4疾患についても，診療ガイドライン（第二次ガイドライン）を刊行した．この2014年には，第一次ガイドラインも作成後5年が経過するため，先行6疾患のガイドラインの改訂作業も併せて行われた．改訂版では第二次ガイドライン作成と同様，国際的主流となっているGRADE（The Grading of Recommendations Assessment, Development and Evaluation）システムを取り入れている．

　そして，2019〜2021年には本学会の10ガイドラインが刊行後5年を超えることになるため，下瀬川徹理事長（当時）のもと，医学・医療の進歩を取り入れてこれら全てを改訂することとした．2017年8月の第1回ガイドライン委員会においては，10ガイドラインの改訂を決定するとともに，近年，治療法に進歩の認められる「慢性便秘症」も加え，合計11のガイドラインを本学会として発刊することとした．また，各ガイドラインのCQの数は20〜30程度とすること，CQのうち「すでに結論が明らかなもの」はbackground knowledgeとすること，「エビデンスが存在せず，今後の研究課題であるもの」はfuture research question（FRQ）とすることも確認された．

　2018年7月の同年第1回ガイドライン委員会において，11のガイドラインのうち，肝疾患を扱う肝硬変，NAFLD/NASHの2つについては日本肝臓学会との合同ガイドラインとして改訂することが承認された．前版ではいずれも日本肝臓学会は協力学会として発刊されたが，両学会合同であることが，よりエビデンスと信頼を強めるということで両学会にて合意されたものである．また，COI開示については，利益相反委員会が定める方針に基づき厳密に行うことも確認された．同年10月の委員会追補ではbackground knowledgeはbackground question（BQ）に名称変更し，BQ・CQ・FRQと3つのQuestion形式にすることが決められた．

　刊行間近の2019〜2020年には，日本医学会のガイドライン委員会COIに関する規定が改定されたのに伴い，本学会においても規定改定を行い，さらに厳密なCOI管理を行うこととした．また，これまでのガイドライン委員会が各ガイドライン作成委員長の集まりであったことを改め，ガイドライン統括委員会も組織された．これも，社会から信頼されるガイドラインを公表するために必須の変革であったと考える．

　最新のエビデンスを網羅した今回の改訂版は，前版に比べて内容的により充実し，記載の精度も高まっている．必ずや，わが国，そして世界の消化器病の臨床において大きな役割を果たすものと考えている．

　最後に，ガイドライン委員会担当理事として多大なご尽力をいただいた榎本信幸理事，佐々木裕利益相反担当理事，研究推進室長である三輪洋人副理事長，ならびに多くの時間と労力を惜しまず改訂作業を遂行された作成委員会ならびに評価委員会の諸先生，刊行にあたり丁寧なご支援をいただいた南江堂出版部の皆様に心より御礼を申し上げたい．

2020 年 4 月

日本消化器病学会理事長

小池　和彦

統括委員会一覧

委員長	渡辺	純夫	順天堂大学消化器内科
委員	島田	光生	徳島大学消化器・移植外科
	福田	眞作	弘前大学消化器血液内科学
	田妻	進	JA 尾道総合病院
	宮島	哲也	梶谷綜合法律事務所

ガイドライン作成協力

作成方法論	吉田	雅博	国際医療福祉大学市川病院人工透析・一般外科
文献検索	山口直比古		日本医学図書館協会（聖隷佐倉市民病院図書室）

大腸ポリープ診療ガイドライン委員会一覧

協力学会：日本消化管学会，日本消化器がん検診学会，日本消化器内視鏡学会，
　　　　日本大腸肛門病学会
協力研究会：大腸癌研究会

作成委員会

委員長	田中　信治	広島大学内視鏡診療科
副委員長	斉藤　裕輔	市立旭川病院消化器病センター
委員	五十嵐正広	がん研有明病院下部消化管内科
	板橋　道朗	東京女子医科大学消化器・一般外科
	岩男　泰	慶應義塾大学病院予防医療センター
	岡　志郎	広島大学消化器・代謝内科
	菅井　有	岩手医科大学病理診断学講座
	鈴木　康元	松島病院大腸肛門病センター松島クリニック
	野崎　良一	大腸肛門病センター高野病院
	松田　尚久	国立がん研究センター中央病院検診センター/内視鏡科
	松本　主之	岩手医科大学内科学講座消化器内科消化管分野

評価委員会

委員長	杉原　健一	光仁会第一病院
副委員長	鶴田　修	久留米大学医学部消化器病センター
	西田　博	アムスニューオータニクリニック内視鏡センター
	平田　一郎	大阪中央病院消化器内科

大腸ポリープ診療ガイドライン作成の手順

　食生活の欧米化と社会の高齢化に伴い，大腸腫瘍の罹患率・大腸癌の死亡率は増加傾向にあり，21 世紀は大腸の時代ともいわれている．このような背景のなか，日本消化器病学会において「大腸ポリープ診療ガイドライン」を作成した．このガイドラインのタイトルは「大腸ポリープ」と記載されてはいるが，いわゆる大腸ポリープのみならず，表面型を含めた腫瘍性病変・早期癌・ポリポーシスなどの「大腸局在性病変」すべてを対象とした．

　本ガイドライン作成にあたってまず作成委員会と評価委員会を立ち上げたが，その構成員に関しては，日本消化管学会，日本消化器がん検診学会，日本消化器内視鏡学会，日本大腸肛門病学会，大腸癌研究会を協力学会および協力研究会として各学会・研究会から委員を推薦いただき，その先生方を作成委員会と評価委員会に振り分けた．実際のガイドライン作成にあたっては，まず face to face の作成委員会を開催し，また，メール審議も併用して，クエスチョン（Q）案を作成し項目立てした．なお，今版は，CQ（clinical question）として推奨ステートメントを記載するのは「診療において複数の選択肢があるもの」に絞り，「既に結論が明らかなもの，過去のガイドラインにおいて 100% 合意が得られているもの（BQ：background question）」および「エビデンスが存在せず（または古く）今後の研究課題であるもの（FRQ：future research question）」に関しては，推奨は付けず，回答と解説文のみとした．そして，その Q 案について評価委員会の評価を仰ぎ Q が確定した．その Q ごとに文献検索式を作成し，CQ・FRQ については，英文：1983 年～2018 年 10 月，和文：1983 年～2018 年 11 月を検索期間として PubMed と医学中央雑誌などで文献検索を行うとともに，日本医学図書館協会に委託した．不足する文献についてはハンドサーチを併用した．そして，構造化抄録を作成しステートメントと解説を完成した．推奨の強さとエビデンスレベルは作成委員会での Delphi 法による審議で決定した．完成したガイドライン案は評価委員会の評価を受けたうえで修正を加えたのち学会会員に公開し，パブリックコメントを求め，その結果に関する議論を経て本ガイドラインが完成した．

　本ガイドラインの内容は，①疫学，②スクリーニング，③病態・定義・分類，④診断，⑤治療・取り扱い，⑥治療の実際，⑦偶発症と治療後のサーベイランス，⑧その他（粘膜下腫瘍・非腫瘍性ポリープ，ポリポーシス・遺伝性腫瘍，潰瘍性大腸炎関連腫瘍/癌）で構成されており，定義・分類や分子生物学的内容にまで踏み込んだ，かゆいところにまで手が届く網羅的で素晴らしい内容になっている．

　なお，本ガイドラインの利用者は大腸病変に対して診療を行う一般臨床医であるが，ガイドラインはあくまで標準的な指針であり，個々の患者の意志，年齢，合併症，社会的状況などにより慎重に対応する必要があることに留意していただきたい．

　最後に，今回のガイドライン作成は「Minds 診療ガイドライン作成マニュアル 2017」の考え方を取り入れて行ったものであるが，文献の絞り込みの過程からステートメントと解説の作成まで多大な時間と労力を必要としたものであり，作成委員会各委員と評価委員会各委員にこの場を借りて心から感謝申し上げたい．また，協力いただいた日本消化器病学会事務局と南江堂の関係諸氏にも深謝いたします．

2020 年 4 月

日本消化器病学会大腸ポリープ診療ガイドライン作成委員長

田中　信治

本ガイドライン作成方法

1. エビデンス収集

前版（大腸ポリープ診療ガイドライン 2014）で行われた系統的検索によって得られた論文に加え，今回新たに以下の作業を行ってエビデンスを収集した．

ガイドラインの構成を臨床疑問（clinical question：CQ），および背景疑問（background question：BQ），CQ として取り上げるにはデータが不足しているものの今後の重要課題と考えられる future research question（FRQ）に分類し，このうち CQ および FRQ ついてはキーワードを抽出して学術論文を収集した．データベースは，英文論文は MEDLINE，Cochrane Library を用いて，日本語論文は医学中央雑誌を用いた．CQ および FRQ については，英文は 1983 年〜2018 年 10 月末，和文は 1983 年〜2018 年 11 月末を文献検索の対象期間とした．また，検索期間以降 2020 年 2 月までの重要かつ新しいエビデンスについてはハンドサーチにより適宜追加し，検索期間外論文として掲載した．各キーワードおよび検索式は日本消化器病学会ホームページに掲載する予定である．なお，BQ についてはすべてハンドサーチにより文献検索を行った．

収集した論文のうち，ヒトに対して行われた臨床研究を採用し，動物実験に関する論文は原則として除外した．患者データに基づかない専門家個人の意見は参考にしたが，エビデンスとしては用いなかった．

2. エビデンス総体の評価方法

1）各論文の評価：構造化抄録の作成

各論文に対して，研究デザイン[1]（表 1）を含め，論文情報を要約した構造化抄録を作成した．さらに RCT や観察研究に対して，Cochrane Handbook[2] や Minds 診療ガイドライン作成の手引き[1] のチェックリストを参考にしてバイアスのリスクを判定した（表 2）．総体としてのエビデンス評価は，GRADE（The Grading of Recommendations Assessment, Development and Evaluation）アプローチ[3〜22] の考え方を参考にして評価し，CQ 各項目に対する総体としてのエビデンスの質を決定し表記した（表 3）．

表 1　研究デザイン

各文献へは下記 9 種類の「研究デザイン」を付記した．
(1) メタ（システマティックレビュー /RCT のメタアナリシス）
(2) ランダム（ランダム化比較試験）
(3) 非ランダム（非ランダム化比較試験）
(4) コホート（分析疫学的研究（コホート研究））
(5) ケースコントロール（分析疫学的研究（症例対照研究））
(6) 横断（分析疫学的研究（横断研究））
(7) ケースシリーズ（記述研究（症例報告やケース・シリーズ））
(8) ガイドライン（診療ガイドライン）
(9) （記載なし）（患者データに基づかない，専門委員会や専門家個人の意見は，参考にしたが，エビデンスとしては用いないこととした）

表2　バイアスリスク評価項目

選択バイアス	（1）ランダム系列生成 ・患者の割付がランダム化されているかについて，詳細に記載されているか
	（2）コンシールメント ・患者を組み入れる担当者に，組み入れる患者の隠蔽化がなされているか
実行バイアス	（3）盲検化 ・被験者は盲検化されているか，ケア供給者は盲検化されているか
検出バイアス	（4）盲検化 ・アウトカム評価者は盲検化されているか
症例減少バイアス	（5）ITT 解析 ・ITT 解析の原則を掲げて，追跡からの脱落者に対してその原則を遵守しているか
	（6）アウトカム報告バイアス ・それぞれの主アウトカムに対するデータが完全に報告されているか（解析における採用および除外データを含めて）
	（7）その他のバイアス ・選択アウトカム報告・研究計画書に記載されているにもかかわらず，報告されていないアウトカムがないか ・早期試験中止・利益があったとして，試験を早期中止していないか ・その他のバイアス

表3　エビデンスの質

A：質の高いエビデンス（High）
真の効果がその効果推定値に近似していると確信できる．

B：中程度の質のエビデンス（Moderate）
効果の推定値が中程度信頼できる．
真の効果は，効果の効果推定値におおよそ近いが，それが実質的に異なる可能性もある．

C：質の低いエビデンス（Low）
効果推定値に対する信頼は限定的である．
真の効果は，効果の推定値と，実質的に異なるかもしれない．

D：非常に質の低いエビデンス（Very Low）
効果推定値がほとんど信頼できない．
真の効果は，効果の推定値と実質的におおよそ異なりそうである．

2）アウトカムごと，研究デザインごとの蓄積された複数論文の総合評価
（1）初期評価：各研究デザイン群の評価

・メタ群，ランダム群＝「初期評価 A」

・非ランダム群，コホート群，ケースコントロール群，横断群＝「初期評価 C」

・ケースシリーズ群＝「初期評価 D」

（2）エビデンスの確実性（強さ）を下げる要因の有無の評価

・研究の質にバイアスリスクがある

・結果に非一貫性がある

・エビデンスの非直接性がある

・データが不精確である

・出版バイアスの可能性が高い

（3）エビデンスの確実性（強さ）を上げる要因の有無の評価

・大きな効果があり，交絡因子がない

・用量–反応勾配がある

・可能性のある交絡因子が，真の効果をより弱めている

(4) 総合評価：最終的なエビデンスの質「A，B，C，D」を評価判定した．

3) エビデンスの質の定義方法

エビデンスの確実性（強さ）は海外と日本で別の記載とせずに1つとした．またエビデンスは複数文献を統合・作成したエビデンス総体（body of evidence）とし，表3のA〜Dで表記した．

4) メタアナリシス

システマティックレビューを行い，必要に応じてメタアナリシスを引用し，本文中に記載した．

3. 推奨の強さの決定

以上の作業によって得られた結果をもとに，治療の推奨文章の案を作成提示した．次に推奨の強さを決めるために作成委員によるコンセンサス形成を図った．

推奨の強さは，①エビデンスの確実性（強さ），②患者の希望，③益と害，④コスト評価，の4項目を評価項目とした．コンセンサス形成方法はDelphi変法，nominal group technique（NGT）法に準じて投票を用い，70%以上の賛成をもって決定とした．1回目で結論が集約できないときは，各結果を公表し，日本の医療状況を加味して協議のうえ，投票を繰り返した．作成委員会はこの集計結果を総合して評価し，表4に示す推奨の強さを決定し，本文中の囲み内に明瞭に表記した．

推奨の強さは「強：強い推奨」，「弱：弱い推奨」の2通りであるが，「強く推奨する」や「弱く推奨する」という文言は馴染まないため，下記のとおり表記した．投票結果を「合意率」として推奨の強さの次に括弧書きで記載した．

表4 推奨の強さ

推奨度	
強（強い推奨）	"実施する"ことを推奨する "実施しない"ことを推奨する
弱（弱い推奨）	"実施する"ことを提案する "実施しない"ことを提案する

4. 本ガイドラインの対象

1) 利用対象：一般臨床医

2) 診療対象：成人の患者を対象とした．小児は対象外とした．

5. 改訂について

本ガイドラインは改訂第2版であり，今後も日本消化器病学会ガイドライン委員会を中心として継続的な改訂を予定している．

6. 作成費用について

本ガイドラインの作成はすべて日本消化器病学会が費用を負担しており，他企業からの資金

提供はない.

7. 利益相反について

1) 日本消化器病学会ガイドライン委員会では，統括委員・各ガイドライン作成・評価委員と企業との経済的な関係につき，各委員から利益相反状況の申告を得た（詳細は「利益相反に関して」に記す）.

2) 本ガイドラインでは，利益相反への対応として，関連する協力学会の参加によって意見の偏りを防ぎ，さらに委員による投票によって公平性を担保するように努めた．また，出版前のパブリックコメントを学会員から受け付けることで幅広い意見を収集した.

8. ガイドライン普及と活用促進のための工夫

1) フローチャートを提示して，利用者の利便性を高めた.

2) 書籍として出版するとともに，インターネット掲載を行う予定である.
・日本消化器病学会ホームページ
・日本医療機能評価機構 EBM 医療情報事業（Minds）ホームページ

3) 市民向けガイドライン情報提供として，わかりやすい解説を作成し，日本消化器病学会ホームページにて公開予定である.

■引用文献

1) 福井次矢，山口直人（監修）．Minds 診療ガイドライン作成の手引き 2014，医学書院，東京，2014
2) Higgins JPT, Thomas J, Chandler J, et al (eds). Cochrane Handbook for Systematic Reviews of Interventions version 6.0 (updated July 2019). <https://training.cochrane.org/handbook/current> [最終アクセス 2020 年 3 月 30 日]
3) 相原守夫．診療ガイドラインのための GRADE システム，第 3 版，中外医学社，東京，2018
4) The GRADE working group. Grading quality of evidence and strength of recommendations. BMJ 2004; **328**: 1490-1494 (printed, abridged version)
5) Guyatt GH, Oxman AD, Vist G, et al; GRADE Working Group. Rating quality of evidence and strength of recommendations GRADE: an emerging consensus on rating quality of evidence and strength of recommendations. BMJ 2008; **336**: 924-926
6) Guyatt GH, Oxman AD, Kunz R, et al; GRADE Working Group. Rating quality of evidence and strength of recommendations: What is "quality of evidence" and why is it important to clinicians? BMJ 2008; **336**: 995-998
7) Schünemann HJ, Oxman AD, Brozek J, et al; GRADE Working Group. Grading quality of evidence and strength of recommendations for diagnostic tests and strategies. BMJ 2008; **336**: 1106-1110
8) Guyatt GH, Oxman AD, Kunz R, et al; GRADE working group. Rating quality of evidence and strength of recommendations: incorporating considerations of resources use into grading recommendations. BMJ 2008; **336**: 1170-1173
9) Guyatt GH, Oxman AD, Kunz R, et al; GRADE Working Group. Rating quality of evidence and strength of recommendations: going from evidence to recommendations. BMJ 2008; **336**: 1049-1051
10) Jaeschke R, Guyatt GH, Dellinger P, et al; GRADE working group. Use of GRADE grid to reach decisions on clinical practice guidelines when consensus is elusive. BMJ 2008; **337**: a744
11) Guyatt G, Oxman AD, Akl E, et al. GRADE guidelines 1. Introduction-GRADE evidence profiles and summary of findings tables. J Clin Epidemiol 2011; **64**: 383-394
12) Guyatt GH, Oxman AD, Kunz R, et al. GRADE guidelines 2. Framing the question and deciding on important outcomes.J Clin Epidemiol 2011; **64**: 295-400
13) Balshem H, Helfand M, Schunemann HJ, et al. GRADE guidelines 3: rating the quality of evidence. J Clin Epidemiol 2011; **64**: 401-406
14) Guyatt GH, Oxman AD, Vist G, et al. GRADE guidelines 4: rating the quality of evidence - study limitation (risk of bias). J Clin Epidemiol 2011; **64**: 407-415
15) Guyatt GH, Oxman AD, Montori V, et al. GRADE guidelines 5: rating the quality of evidence - publication

bias. J Clin Epidemiol 2011; **64**: 1277-1282

16) Guyatt G, Oxman AD, Kunz R, et al. GRADE guidelines 6. Rating the quality of evidence - imprecision. J Clin Epidemiol 2011; **64**: 1283-1293

17) Guyatt GH, Oxman AD, Kunz R, et al; The GRADE Working Group. GRADE guidelines: 7. Rating the quality of evidence - inconsistency. J Clin Epidemiol 2011; **64**: 1294-1302

18) Guyatt GH, Oxman AD, Kunz R, et al; The GRADE Working Group. GRADE guidelines: 8. Rating the quality of evidence - indirectness. J Clin Epidemiol 2011; **64**: 1303-1310

19) Guyatt GH, Oxman AD, Sultan S, et al; The GRADE Working Group. GRADE guidelines: 9. Rating up the quality of evidence. J Clin Epidemiol 2011; **64**: 1311-1316

20) Brunetti M, Shemilt I, et al; The GRADE Working. GRADE guidelines: 10. Considering resource use and rating the quality of economic evidence. J Clin Epidemiol 2013; **66**: 140-150

21) Guyatt G, Oxman AD, Sultan S, et al. GRADE guidelines: 11. Making an overall rating of confidence in effect estimates for a single outcome and for all outcomes. J Clin Epidemiol 2013; **66**: 151-157

22) Guyatt GH, Oxman AD, Santesso N, et al. GRADE guidelines 12. Preparing Summary of Findings tables-binary outcomes. J Clin Epidemiol 2013; **66**: 158-172

本ガイドラインの構成

第 1 章　疫学

第 2 章　スクリーニング

第 3 章　病態・定義・分類

第 4 章　診断
　　　(1) 腫瘍の質的診断 (組織型・深達度)
　　　(2) 病理診断

第 5 章　治療・取り扱い

第 6 章　治療の実際

第 7 章　偶発症と治療後のサーベイランス

第 8 章　その他
　　　(1) 粘膜下腫瘍・非腫瘍性ポリープ
　　　(2) ポリポーシス・遺伝性腫瘍
　　　(3) 潰瘍性大腸炎関連腫瘍/癌

フローチャート

大腸ポリープ診断フローチャート

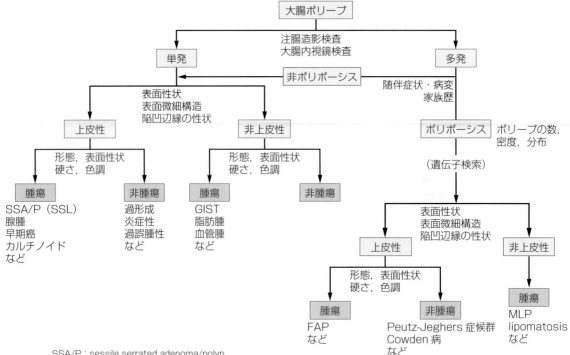

SSA/P：sessile serrated adenoma/polyp
SSL：sessile serrated lesion
GIST：消化管間葉系腫瘍
FAP：家族性大腸腺腫症
MLP：multiple lymphomatous polyposis

クエスチョン一覧

略語一覧

AFAP	attenuated FAP	
AFR	adaptive frame rate	フレームレート調整
APC	adenomatous polyposis coli	
BLI	blue laser imaging	
CCE	colon capsule endoscopy	大腸カプセル内視鏡検査
CFP	cold forceps polypectomy	
CFTR	cystic fibrosis trans-membrane conductance regulator	
CI	confidence interval	信頼区間
CIMP	CpG island methylator phenotype	
CMS	common molecular subtype	
CSP	cold snare polypectomy	
CTC	CT colonography	
DAF	decay-accelerating factor	補体制御因子
DOAC	direct oral anticoagulants	直接経口抗凝固薬
ECF	ectopic crypt foci	芽出像
EMR	endoscopic mucosal resection	内視鏡的粘膜切除術
ESD	endoscopic submucosal dissection	内視鏡的粘膜下層剥離術
EUS	endoscopic ultrasonography	超音波内視鏡検査
EUS-FNA	endoscopic ultrasonography guided fine needle aspiration biopsy	超音波内視鏡下穿刺法
FAP	familial adenomatous polyposis	家族性大腸腺腫症
FIT	fecal immunochemical test	
FOBT	fecal occult blood test	便潜血検査
GIST	gastrointestinal stromal tumor	消化管間葉系腫瘍
Hb	hemoglobin	ヘモグロビン
HGD	high-grade dyplasia	
HNPCC	hereditary non-polyposis colorectal cancer	遺伝性非ポリポーシス大腸癌
HP	hyperplastic polyp	過形成性ポリープ
IAA	ileoanal anastomosis	大腸全摘・回腸嚢肛門吻合術
IACA	ileoanal-canal anastomosis	大腸全摘・回腸嚢肛門管吻合術
IRA	ileorectal anastomosis	結腸全摘・回腸直腸吻合術
JNET	The Japan NBI Expert Team	
JP	juvenile polyp	若年性ポリープ
JPS	juvenile polyposis syndrome	若年性ポリポーシス
LCNEC	large cell neuroendocrine carcinoma	
LGD	low-grade dysplasia	
LHP	large (giant) hyperplastic polyp	
LST	laterally spreading tumor	
MANEC	mixed adenoneuroendocrine carcinoma	
MiNEN	mixed neuroendocrine-non-neuroendocrine neoplasm	
MITAS	minimally invasive transanal surgery	
MLP	multiple lymphomatous polyposis	

MP	mixed polyp	
MSI	microsatellite instability	
MSS	microsatellite stable	
NBI	narrow band imaging	
NEC	neuroendocrine carcinoma	神経内分泌癌
NEN	neuroendocrine neoplasm	
NET	neuroendocrine tumor	神経内分泌腫瘍
NPG	non-polypoid growth	
NSAIDs	non-steroidal anti-inflammatory drug	非ステロイド抗炎症薬
PET	positron emission tomography	
PG	polypoid growth	
PJS	Peutz-Jeghers syndrome	Peutz-Jeghers 症候群
PP	per-protocol	
RCT	randomized controlled trial	ランダム化比較試験
RFS	relapse free survival	
SA	serrated adenoma	鋸歯状腺腫
SCNEC	small cell neuroendocrine carcinoma	
SMT	submucosal tumor	大腸粘膜下腫瘍
SPS	serrated polyposis syndrome	
SSA/P	sessile serrated adenoma/polyp	
SSL	sessile serrated lesion	大腸鋸歯状病変
TA	traditional adenoma	
TAMIS	transanal minimally invasive surgery	
TCGA	The Cancer Genome Atlas	
TEM	transanal endoscopic surgery	
Tf	transferrin	トランスフェリン
TGF	transforming growth factor	
TSA	traditional serrated adenoma	
VMV	varicose microvascular vessel	

第1章
疫学

大腸癌の危険因子と抑制因子は何か？

回答

● 大腸癌の危険因子として①年齢（50歳以上），②大腸癌の家族歴，③高カロリー摂取および肥満，④過量のアルコール，⑤喫煙，抑制因子として①適度な運動，②食物繊維，③アスピリン，などが報告されている．

解説

　大腸癌の危険因子としてコンセンサスが得られているのは年齢[1]および家族歴[2]である．大腸癌発生リスクにかかわる食習慣や生活習慣については，多くのコホート研究がなされており[3]，高カロリー摂取および肥満[3~5]，赤身肉・加工肉の摂取[6]，大量のアルコール摂取[7]，喫煙[8]，胆嚢摘出後[9]などが報告されている．

　抑制因子としては，適度な運動習慣に大腸癌発生の抑制効果があるとされている[3,10]．食物繊維，果物，野菜の抑制効果が報告されているが[3,11]，積極的な摂取による発生率減少は証明されていない[12]．大腸ポリープ（腺腫）の抑制についてはアスピリンが比較的高いエビデンスがある[13~15]が，大腸癌発生を抑制するとするデータはない．また，比較的高用量でのデータであり，長期服用に伴う消化管障害の危険性，対費用効果についての検討も必要である[14]．

文献

1) Strul H, Kariv R, Leshno M, et al. The prevalence rate and anatomic location of colorectal adenoma and cancer detected by colonoscopy in average-risk individuals aged 40-80 years. Am J Gastroenterol 2006; **101**: 255-262（コホート）

2) Lynch KL, Ahnen DJ, Byers T, et al. First-degree relatives of patients with advanced colorectal adenomas have an increased prevalence of colorectal cancer. Clin Gastroenterol Hepatol 2003; **1**: 96-102（ケースコントロール）

3) World Cancer Research Fund and American Institute for Cancer Research: 7.9 Colon and rectum. In: Food, Nutrition, Physical Activity and the Prevention of Cancer: a Global Perspective, American Institute for Cancer Research, Washington DC, 2007: p.280-288

4) Neugut AI, Garbowski GC, Lee WC, et al. Dietary risk factors for the incidence and recurrence of colorectal adenomatous polyps: a case-control study. Ann Intern Med 1993; **118**: 91-95（ケースコントロール）

5) Siddiqui A, Chang M, Mahgoub A, et al. Increase in body size is associated with an increased incidence of advanced adenomatous colon polyps in male veteran patients. Digestion 2011; **83**: 288-290（コホート）

6) Magalhaes B, Peleteiro B, Lunet N. Dietary patterns and colorectal cancer: systematic review and meta-analysis. Eur J Cancer Prev 2012; **21**: 15-23（メタ）

7) Cho E, Smith-Wamer SA, Ritz J, et al. Alcohol intake and colorectal cancer: a pooled analysis of 8 cohort studies. Ann Intern Med 2004; **10**: 603-613（コホート）

8) Botteri E, Iodice S, Bagnardi V, et al. Smoking and colorectal cancer: a meta anlysis. JAMA 2008; **134**: 388-395（メタ）

9) Siddiqui AA, Kedika R, Mahgoub A, et al. A previous cholecystectomy increases the risk of developing advanced adenomas of the colon. South Med J 2009; **102**: 1111-1115（コホート）

10) Spence RR, Heesch KE, Brown WJ. A systematic review of the association between physical activity and colorectal cancer risk. Scand J Med Sci Sports 2009; **19**: 761-781（メタ）

11) Bingham SA, Day NE, Luben R, et al. Dietary fibre in food and protection against colorectal cancer in the European Prospective Investigation into Cancer and Nutrition (EPIC): an observational study. Lancet

2003; **361**: 1496-1501（コホート）

12) Yao Y, Suo T, Andersson R, et al. Dietary fibre for the prevention of recurrent colorectal adenomas and carcinomas. Cochrane Database Syst Rev 2017; (1): CD003430（メタ）

13) Asano TK, McLeod RS. Non steroidal anti-inflammatory drugs (NSAID) and Aspirin for preventing colorectal adenomas and carcinoma. Cochrane Database Syst Rev 2004; (1): CD004079（メタ）

14) Cooper K, Squires H, Carroll C, et al. Chemoprevention of colorectal cancer: systematic review and economic evaluation. Health Technol Assess 2010; **14**: 1-206（メタ）

15) Veettil SK, Jinatongthai P, Nathisuwan S, et al. Efficacy and safety of chemoprevention agents on colorectal cancer incidence and mortality: systematic review and network meta-analysis. Clin Epidemiol 2018; **10**: 1433-1445（メタ）

BQ 1-2

大腸腫瘍（癌）の罹患率（発生率），有病率は？

回答

● 日本人における大腸癌の年齢調整罹患率（人口 10 万人対）は男性 64.1，女性 36.1 程度である．

解説

本邦における癌罹患率の推計は，地域癌登録からの推計値がある[1]．2009 年度の全国 32 の都道府県癌登録から精度基準を満たした 15 登録を解析したもので，10 万人対で男性が粗罹患率 99.7，年齢調整罹患率 64.1，女性で粗罹患率 68.4，年齢調整罹患率 36.1 となっている．粗罹患率は増加傾向にあるが，年齢調整罹患率は横ばいが続いている[1~3]．

国際的な癌登録データに基づくデータベースである International Agency for Research on Cancer（IARC）から出されている Cancer incidence in five continents X による日本の 8 地域からの報告では[4]，粗罹患率は結腸癌が 10 万人対で 20.5～37.9，直腸癌で 13.4～24.4 と，本邦でも地域によってかなりばらつきが大きい．大腸がん検診の普及率に加え，罹患率のデータ集計には時間を要すること，また登録の精度そのものに限界があることは知っておかなければならない．

なお，やはり IARC から出されている GLOBOCAN series の報告[5]をみると，世界平均では結腸癌の年齢調整罹患率は 10 万人対で男性が 11.5，女性が 10.1，直腸癌ではそれぞれ 7.7 と 5.6 となっている．

文献

1) Hori M, Matsuda T, Shibata A, et al. Cancer incidence and incidence rates in Japan in 2009: a study of 32 population-based cancer registries for the monitoring of cancer incidence in Japan (MCIJ) project. Jpn J Clin Oncol 2015; **45**: 884-891（コホート）
2) Matsuda T, Marugame T, Kamo K, et al. Cancer incidence and incidence rates in Japan in 2006: based on data from 15 population-based cancer registries in the monitoring of cancer incidence in Japan (MCIJ) project. Jpn J Clin Oncol 2012; **42**: 139-147（コホート）
3) Katanoda, K, Hori M, Matsuda T, et al. An updated report of the trends in cancer incidence and mortality in Japan,1958-2013. Jpn J Clin Oncol 2015; **43**: 492-450（コホート）
4) Forman D, Bray F, Brewster DH (eds). Cancer Incidence in Five Continents, Vol. X, International Agency for Research on Cancer, Lyon, 2014（コホート）
5) Ferlay J, Colombet M, Soerjomataram I, et al. Estimating the global cancer incidence and mortality in 2018: GLOBOCAN sources and method. Int J Cancer 2019; **144**: 1941-1953（コホート）

BQ 1-3

大腸腫瘍（癌・腺腫）の好発部位はどこか？

回答

● 大腸癌および腺腫は広く全大腸に分布しているが，大腸癌の発生部位としては
直腸・肛門管 20.98%，直腸 S 状部 8.6%，S 状結腸 30.9% と直腸から S 状
結腸が 60% 以上を占める．

解説

　平成 27 年度の日本消化器がん検診学会の全国集計によると[1]，病巣部位として S 状結腸が
30.9% と最も多くを占める．盲腸 6.1%，上行結腸 14.0%，横行結腸 9.1%，下行結腸 4.6%，直
腸 S 状部 8.6%，直腸 20.7%，肛門管 0.2% と深部結腸にも 30% 以上が分布している．平成 26 年
度以前の集計でもほぼ同様のデータである．検診受診者を対象としたデータであり限界はある
が，大腸癌の検診にあたっては全大腸を検索しうる方法を選択する必要がある．高齢者では深
部結腸での大腸癌，腺腫ともに発生比率が高まることが報告されている[2,3]．

文献

1) 水口昌伸，宮川国久，藤谷幹浩，ほか．平成 27 年度消化器がん検診全国集計．日本消化器がん検診学会
雑誌 2018; **56**: 1009-1053（コホート）
2) Slattery ML, Friedman GD, Potter JD, et al. A description of age, sex, and site distributions of colon carci-
noma in three geographic areas. Cancer 1996; **78**: 1666-1670（コホート）
3) Troisi RJ, Freedman AN, Devesa SS. Incidense of colorectal carcinoma in the U.S.: an update of trends by
gender, race, age, subsite and stage, 1975-1994. Cancer 1999; **85**: 1670-1676（コホート）

平坦陥凹型腫瘍の頻度は？

回 答

● 腺腫および早期癌のうち 0.2～2%の頻度と推定される.

解説

　平坦陥凹型大腸腫瘍の頻度の報告として前向きコホート研究の結果が報告されている[1~4]. また, 日本消化器内視鏡学会附置研究会参加施設による集計がある. これらの報告をみると平坦陥凹型腫瘍の頻度は 0～5.4%とばらつきが大きい. 本邦の論文に比して欧米からの報告では頻度が高い傾向がある. この乖離の理由として欧米では平坦陥凹型病変のなかに, 表面隆起型も含まれており, 純粋な陥凹型ではないことがあげられる. なお, 欧米と本邦との病理組織学的な診断基準の相違もあり, 癌と腺腫の頻度については言及するのは難しい. ただし, 平坦陥凹型病変は大きさに比して異型度が高く, 浸潤傾向が強いことを銘記しておく必要がある.

文献

1) Saitoh Y, Waxman I, West B, et al. Prevalence and distinctive biologic features of flat colorectal adenomas in a North American population. Gastroenterology 2001; **120**: 1657-1665 (コホート)
2) Tsuda S, Veress B, Toth E, et al. Flat and depressed colorectal tumours in a southern Swedish population: a prospective chromoendoscopic and histopathological study. Gut 2002; **51**: 550-555 (コホート)
3) Rembacken BJ, Fujii T, Cairns A, et al. Flat and depressed colonic neoplasms: a prospective study of 1000 colonoscopies in the UK. Lancet 2000; **355**: 1211-1214 (コホート)
4) 奥野達哉, 佐野　寧, 大倉康男, ほか. 多施設遡及的検討から見た平坦・陥凹型大腸腫瘍の頻度について. 早期大腸癌 2004; **8**: 21-27 (ケースシリーズ)

第2章
スクリーニング

大腸がん検診は有用か？

回 答

● 大腸がん検診は有用である.

解説

1. 大腸がん検診の有用性について

1) 便潜血検査 [1～10]

化学法については複数の RCT により, 免疫法単独については 1 件の症例対照研究により, 免疫法＋化学法については複数の症例対照研究により死亡率減少効果があることが示されている.

2) 内視鏡検査 [11～16]

S状結腸鏡検査については複数の RCT により死亡率減少効果があることが示されている. 一方, 全大腸内視鏡検査については 1 件のコホート研究で死亡率減少効果があることが示されているが, まだ RCT による研究報告はない.

以上より, 便潜血検査による大腸がん検診は有用であるといえる. また, 全大腸内視鏡検査による大腸がん検診の有用性についても今後明らかになっていくものと予想される.

2. 大腸がん検診の開始年齢について

便潜血検査に関する RCT をまとめると 40～80 歳でがん検診としての有用性が示されており, また大腸癌死亡率および罹患率が 40 歳代から上昇することから, 大腸がん検診は 40 歳から開始するのがよいと考える. なお, 本邦での大腸がん検診の開始年齢はがん予防重点健康教育およびがん検診実施のための指針により 40 歳以上と定められている [参考 URL1].

文献

1) Mandel JS, Bond JH, Church TR, et al. Reducing mortality from colorectal cancer by screening for fecaloccult blood. N Engl J Med 1993; **328**: 1365-1371 （ランダム）
2) Hardcastle JD, Chamberlain JO, Robinson MH, et al. Randomized controlled trial of fecal-occult-blood screening for colorectal cancer. Lancet 1996; **348**: 1472-1477 （ランダム）
3) Kronborg O, Fenger C, Olsen J, et al. Randomized study of screening for colorectal cancer with faecaloccult blood test. Lancet 1996; **348**: 1467-1471 （ランダム）
4) Mandel JS, Church TR, Bond JH, et al. The effect of fecal occult-blood screening on the incidence of colorectal cancer. N Engl J Med 2000; **343**: 1603-1607 （ランダム）
5) Saito H, Soma Y, Koeda J, et al. Reduction in risk of mortality from colorectal cancer by fecal occult blood screening with immunochemical hemagglutination test: A case-control study. Int J Cancer 1995; **61**: 465-469 （ケースコントロール）
6) Hiwatashi N, Morimoto T, Fukao A, et al. An evaluation of mass screening ysing fecal occult blood test for colorectal cancer in Japan: a case-control study. Jpn J Cancer Res 1993; **84**: 1110-1112 （ケースコントロール）
7) Zappa M, Castiglione G, Grazzini G, et al. Effect of fecal occult blood testing on colorectal mortality: results of a population-based case-control study in the district of Florence, Italy. Int J Cancer 1997; **73**: 208-210 （ケースコントロール）
8) Saito H, Soma Y, Nakajima M, et al. A case-control study evaluating occult blood screening for colorectal cancer with Hemoccult test and immunochemical hemagglutination test. Oncol Rep 2000; **7**: 815-819 （ケー

スコントロール）

9) Nakajima M, Saito H, Soma Y, et al. Prevention of advanced colorectal cancer by screening using the immunochemical fecal occult blood test: a case-control study. Br J Cancer 2003; **89**: 23-28（ケースコントロール）

10) Saito H. Screening for colorectal cancer by immunochemical fecal occult blood testing. Jpn J Cancer Res 1996; **87**: 1011-1024（ランダム）

11) Selby JV, Friedman GD, Quesenberry CP Jr, et al. A case-control study of screening sigmoidoscopy and mortality from colorectal cancer. N Engl J Med 1992; **326**: 653-657（ケースコントロール）

12) Newcomb PA, Norfleet RG, Storer BE, et al. Screening sigmoidoscopy and colorectal cancer mortality. J Natl Cancer Inst 1992; **84**: 1572-1575（ケースシリーズ）

13) Hoff G, Grotmol T, Skovlund E, et al. Risk of colorectal cancer seven years after flexible sigmoidoscopy screening: randomised controlled trial. BMJ 2009; **338**: 1846（ランダム）

14) Atkin WS, Edwards R, Kralj-Hans I, et al. Once-only flexible sigmoidoscopy screening in prevention of colorectal cancer: a multicentre randomised controlled trial. Lancet 2010; **375**: 1624-1633（ランダム）

15) Segnan N, Armaroli P, Bonelli L, et al. Once-only sigmoidoscopy in colorectal cancer screening: follow-up findings of the Italian Randomized Controlled Trial--SCORE. J Natl Cancer Inst 2011; **103**: 1310-1322（ランダム）

16) Nishihara R, Wu K, Lochhead P, et al. Long-term colorectal-cancer incidence and mortality after lower endoscopy. N Engl J Med 2013; **369**: 1095-1105（コホート）

【参考 URL】
1) 厚生労働省. がん対策情報—がん検診. https://www.mhlw.go.jp/stf/seisakunitsuite/bunya/0000059490.html（2020 年 3 月 3 日閲覧）

BQ 2-2

便潜血検査 (FOBT) の適切な採便方法は？

回答

●自己採便による，2日分の便サンプルを免疫法にて測定する．

解説

　診察室での直腸指診による便の採取は，1回のサンプリングであり，感度の向上が期待できないこと，受診者が毎年あるいは隔年で受診することがないため，無症状期に頻回に検査を行い早期発見につなげる戦略がとれないことからスクリーニングとしては不適切である[1]．

　家庭での自己採便では，一般に検査回数が増加すれば感度は増加するが，特異度は減少し偽陽性が多くなる．採便回数の増加による感度の改善と特異度の減少のバランスが問題となる[2~5]．便潜血検査 (fecal occult blood test：FOBT) には化学法と免疫法 (fecal immunochemical test：FIT) があるが，FIT は化学法と比べてはるかに感度が高く，特異度はやや低い程度で遜色なく，欧米でも FIT が広く用いられている[6~9]．対象者は健常者 (住民ベース) と有症状者 (病院ベース) の場合があるが，FOBT には FIT を用いた論文が主に収集された．

　住民ベースの研究では，FIT 1日法，2日法，3日法で大腸癌に対する感度がそれぞれ56％，83％，89％であり，1日法と2・3日法で有意差がみられた[10]．特異度はそれぞれ97％，96％，94％で3日法が1・2日法より有意に低かったことより，感度・特異度のバランスを考慮して2日法が好ましいとしている[10]．病院ベースの研究では，FIT 2日法と3日法を比較し，大腸癌に対する感度はそれぞれ88％，96％，特異度は96％，89％であり，3日法は感度が良好であるが特異度の低下が著しく，2日法を推奨している[11]．大腸癌の平均的リスク者における研究は FIT 3日法を推すものもあった[12,13]．

　なお，FIT に関するメタアナリシスでは，1日法の感度78％，特異度95％，2日法の感度77％，特異度93％，3日法の感度80％，特異度93％と報告されている[14]．採便精度，便中ヘモグロビン保存安定性，測定機器精度の向上，さらに大腸内視鏡・内視鏡医のリソース，コスト，費用対効果などを考慮して，近年，海外では FIT による大腸がん検診として1日法が主流となっている[8,9,14,15]．

　採便方法については，便内部よりも表面のほうが血液の存在している部位が多く，便の長軸方向に数本なぞる表面擦過法が適切とされている[16,17]．

文献

1) Levin B, Lieberman DA, McFarland B, et al. Screening and surveillance for the early detection of colorectal cancer and adenomatous polyps, 2008: a joint guideline from the American Cancer Society, the US Multi-Society Task Force on Colorectal Cancer, and the American College of Radiology. CA Cancer J Clin 2008; **58**: 130-160 (ガイドライン)

2) 春日井達造，通木俊逸，植田美津江，ほか．免疫学的便潜血反応を用いた郵送法による大腸癌検診(郵便検診)13万人の成績．消化器集団検診 1990; **87**: 147-153 (横断)

3) 早坂　隆，畑中一映，児嶋美朝，ほか．大腸癌集団検診における早期大腸癌著便潜血反応について．道南医学会誌 1997; **32**: 208-211 (横断)

4) Grazzini G, Visioli CB, Zorzi M, et al. Immunochemical faecal occult blood test: number of samples and positivity cutoff. What is the best strategy for colorectal cancer screening? Br J Cancer 2009; 27; 100: 259-265（横断）

5) Rozen P, Levi Z, Hazazi R, et al. Identification of colorectal adenomas by a quantitative immunochemical faecal occult blood screening test depends on adenoma characteristics, development threshold used and number of tests performed. Aliment Pharmacol Ther 2009; **29**: 906-917（横断）

6) van Rossum LG, van Rijn AF, Laheij RJ, et al. Random comparison of guaiac and immunochemical fecal occult blood tests for colorectal cancer in a screening population. Gastroenterology 2008; **135**: 82-90（ランダム）

7) Rabeneck L, Rumble RB, Thompson F, et al. Fecal immunochemical tests compared with guaiac fecal occult blood tests for population-based colorectal cancer screening. Can J Gastroenterol 2012; **26**: 131-147（メタ）

8) US Preventive Services Task Force. Screening for colorectal cancer US Preventive Services Task Force recommendation statement. JAMA 2016; **315**: 2564-2575（ガイドライン）

9) Wolf AMD, Fontham ETH, Church TR, et al. Colorectal cancer screening for average-risk adults: 2018 guideline update from the American Cancer Society. CA Cancer J Clin 2018; **68**: 250-281（ガイドライン）

10) Nakama H, Yamamoto M, Kamijo N, et al. Colonoscopic evaluation of immunochemical fecal occult blood test for detection of colorectal neoplasia. Hepatogastroenterology 1999; **46**: 228-231（横断）

11) Li S, Wang H, Hu J, et al. New immunochemical fecal occult blood test with two-consecutive stool sample testing is a cost-effective approach for colon cancer screening: results of a prospective multicenter study in Chinese patients. Int J Cancer 2006; **118**: 3078-3083（横断）

12) 三好雅美，須藤洋昌，三好佳子，ほか．免疫便潜血検査による大腸癌検診―職域における大腸癌検診への一提案．消化器集団検診 1993; **31**: 9-13（横断）

13) Sobhani I, Alzahouri K, Ghout I, et al. Cost-effectiveness of mass screening for colorectal cancer: choice of fecal occult blood test and screening strategy. Dis Colon Rectum 2011; **54**: 876-886（横断）

14) Lee JK, Liles EG, Bent S, et al. Accuracy of fecal immunochemical tests for colorectal cancer: systematic review and meta-analysis. Ann Intern Med 2014; **160**: 171（メタ）

15) Goede SL, van Roon AH, Reijerink JC, et al. Cost-effectiveness of one versus two sample faecal immunochemical testing for colorectal cancer screening. Gut 2013; **62**: 727-734（横断）

16) Sengan N, Patrick J, von Karsa L (eds). European Guidelines for Quality Assurance in Colorectal Cancer Screening and Diagnosis, 1st Ed. http://www.kolorektum.cz/res/file/guidelines/CRC-screening-guidelines-EC-2011-02-03.pdf（2020 年 3 月 31 日閲覧）（ガイドライン）

17) 今井信介．大腸癌および大腸腺腫患者糞便の免疫学的便潜血反応陽性部位．日本大腸肛門病会誌 1990; **43**: 1142-1153（横断）

BQ 2-3

大腸腫瘍に対する便潜血検査 (FOBT) の感度・特異度は？

回答

● 免疫法 2 日法の大腸癌に対する感度は 53〜100%，特異度は 87〜95%である．advanced neoplasia では，2 日法の感度は 29.2%，特異度は 85.8%である．

解説

検査精度の指標として最も一般性があるのは，感度・特異度である．その他の指標として陽性反応適中率，発見率なども用いられるが，これらは対象集団の有病率に大きく影響される．よって今回の評価においても感度・特異度を主に便潜血検査 (FOBT) の性能評価を行った．わが国では FOBT には免疫法 (FIT) のみ用いられており，化学法が用いられることはない．そのため FIT に関する感度・特異度について評価した．本 BQ では平均的リスク者を対象とした論文が主に収集された．

わが国の住民ベースの研究では，FIT 1 日法，2 日法，3 日法で大腸癌に対する感度がそれぞれ 56%，83%，89%であり，特異度はそれぞれ 97%，96%，94%であるが[1]，国内外の主な住民ベースの研究をまとめると，大腸癌に対する FIT 1 日法では大腸癌に対する感度 25〜100%，特異度 87〜97%[1〜14]，2 日法では感度 53〜100%，特異度 87〜95%[7,14〜16]，3 日法では感度 67〜100%，特異度 83〜94%[1,7,17〜19]である．欧米の FIT に関するメタアナリシスでは，1 日法の感度 78%，特異度 95%，2 日法の感度 77%，特異度 93%，3 日法の感度 80%，特異度 93%と報告されている[20]．各種スクリーニング検査に関するメタアナリシスのなかで，FIT 1 日法の感度 73%，特異度 96%，2 日法の感度 88%，特異度 91%と報告されている[21]．

定量的な検査が可能な FIT では，異なるカットオフ値を選択することで，感度と特異度も異なった結果となる．カットオフ値を下げると感度は上がるが，特異度は低下する．カットオフ値に関するメタアナリシスでは，<20 μg/g 便 (100 ng/mL) では感度 86%，特異度 91%，20〜50 μg/g 便では感度 63%，特異度 96%，>50 μg/g 便では感度 67%，特異度 96%である[20]．

advanced neoplasia（径 10 mm 以上の腺腫，絨毛成分を 25%以上含む腺腫，high grade dysplasia）では，FIT 1 日法では感度 18〜37%，特異度 91〜97%，2 日法では感度 29.2%，特異度 85.8%，3 日法は感度 33.9%〜44%，特異度 89.8〜92.1%である[4,7,8,12,21,22]．

文献

1) Nakama H, Yamamoto M, Kamijo N, et al. Colonoscopic evaluation of immunochemical fecal occult blood test for detection of colorectal neoplasia. Hepatogastroenterology 1999; **46**: 228-231（横断）
2) Sohn DK, Jeong SY, Choi HS, et al. Single immunochemical fecal occult blood test for detection of colorectal neoplasia. Cancer Res Treat 2005; **37**: 20-23（横断）
3) Cheng TI, Wong JM, Hong CF, et al. Colorectal cancer screening in asymptomaic adults: comparison of colonoscopy, sigmoidoscopy and fecal occult blood tests. J Formos Med Assoc 2002; **101**: 685-690（横断）
4) Morikawa T, Kato J, Yamaji Y, et al. A comparison of the immunochemical fecal occult blood test and total colonoscopy in the asymptomatic population. Gastroenterology 2005; **129**: 422-428（横断）

5) Nakama H, Kamijo N, Abdul Fattah AS, et al. Validity of immunological faecal occult blood screening for colorectal cancer: a follow up study. J Med Screen 1996; **3**: 63-65 (コホート)

6) Itoh M, Takahashi K, Nishida H, et al. Estimation of the optimal cut off point in a new immunological faecal occult blood test in a corporate colorectal cancer screening programme. J Med Screen 1996; **3**: 66-71 (横断)

7) Park DI, Ryu S, Kim YH, et al. Comparison of guaiac-based and quantitative immunochemical fecal occult blood testing in a population at average risk undergoing colorectal cancer screening. Am J Gastroenterol 2010; **105**: 2017-2025 (非ランダム)

8) de Wijkerslooth TR, Stoop EM, Bossuyt PM, et al. Immunochemical fecal occult blood testing is equally sensitive for proximal and distal advanced neoplasia. Am J Gastroenterol 2012; **107**: 1570-1578 (横断)

9) Parra-Blanco A, Gimeno-García AZ, Quintero E, et al. Diagnostic accuracy of immunochemical versus guaiac faecal occult blood tests for colorectal cancer screening. J Gastroenterol 2010; **45**: 703-712 (ランダム)

10) Chiu HM, Lee YC, Tu CH, et al. Association between early stage colon neoplasms and false-negative results from the fecal immunochemical test. Clin Gastroenterol Hepatol 2013; **11**: 832-838.e1-2 (横断)

11) Chiang TH, Lee YC, Tu CH, et al. Performance of the immunochemical fecal occult blood test in predicting lesions in the lower gastrointestinal tract. CMAJ 2011; **183**: 1474-1481 (コホート)

12) Brenner H, Tao S. Superior diagnostic performance of faecal immunochemical tests for haemoglobin in a head-to-head comparison with guaiac based faecal occult blood test among 2235 participants of screening colonoscopy. Eur J Cancer 2013; **49**: 3049-3054 (非ランダム)

13) Imperiale TF, Ransohoff DF, Itzkowitz SH, et al. Multitarget stool DNA testing for colorectal-cancer screening. N Engl J Med 2014; **370**: 1287-1297 (横断)

14) Hernandez V, Cubiella J, Gonzalez-Mao MC, et al; COLONPREV Study Investigators. Fecal immunochemical test accuracy in average-risk colorectal cancer screening. World J Gastroenterol 2014; **20**: 1038-1047 (非ランダム)

15) Launoy GD, Bertrand HJ, Berchi C, et al. Evaluation of an immunochemical fecal occult blood test with automated reading in screening for colorectal cancer in a general average-risk population. Int J Cancer 2005; **115**: 493-496 (横断)

16) Nakazato M, Yamano HO, Matsushita HO, et al. Immunologic fecal occult blood test for colorectal cancer screening. Japan Med Assoc J 2006; **49**: 203-207 (横断)

17) Stegeman I, de Wijkerslooth TR, Mallant-Hent RC, et al. Implementation of population screening for colorectal cancer by repeated Fecal Immunochemical Test (FIT): third round. BMC Gastroenterol 2012; **12**: 73 (コホート)

18) Levi Z, Rozen P, Hazazi R, et al. A quantitative immunochemical fecal occult blood test for colorectal neoplasia. Ann Intern Med 2007; **146**: 244-255 (横断)

19) Allison JE, Sakoda LC, Levin TR, et al. Screening for colorectal neoplasms with new fecal occult blood tests: update on performance characteristics. J Natl Cancer Inst 2007; **99**: 1462-1470 (コホート)

20) Lee JK, Liles EG, Bent S, et al. Accuracy of fecal immunochemical tests for colorectal cancer: systematic review and meta-analysis. Ann Intern Med 2014; **160**: 171 (メタ)

21) Lin JS, Piper MA, Perdue LA, et al. Screening for Colorectal Cancer: Updated Evidence Report and Systematic Review for the US Preventive Services Task Force. JAMA 2016; **315**: 2576-2594 (メタ)

22) Graser A, Stieber P, Nagel D, et al. Comparison of CT colonography, colonoscopy, sigmoidoscopy and faecal occult blood tests for the detection of advanced adenoma in an average risk population. Gut 2009; **58**: 241-248 (横断)

大腸腫瘍に対する大腸内視鏡検査の感度・特異度は？

回答

● 大腸内視鏡検査の大腸腫瘍に対する感度は，大腸癌および径 10 mm 以上の腺腫を対象とした場合は 79〜100％，径 10 mm 未満の腺腫を対象とした場合は 75〜85％である．一方，大腸内視鏡検査の大腸腫瘍に対する特異度については，同時に病理組織検査による確定診断を実施できることから言及されることは少ない．

解説

　大腸腫瘍に対する大腸内視鏡検査の感度については，対象病変の大きさにより値が異なる．すなわち，大腸癌および径 10 mm 以上の腺腫を対象とした場合の感度は 79〜100％[1,2] と高くなっているが，径 10 mm 未満の腺腫を対象とした場合は 75〜85％にとどまっている[1]．ただ，参考文献は 2001 年，2009 年のものであるため，ハイビジョン対応 CCD，拡大観察機能，特殊光観察機能などを有したスコープや，高コントラスト動画への応答性が高いモニターの出現などにより，現在の大腸内視鏡検査による大腸腫瘍に対する感度は今回提示した値より高くなっていると推察される．

　ところで，2 回大腸内視鏡検査を行った症例をもとに，先に行った大腸内視鏡検査での大腸腺腫の見逃し率をみた研究[3] では，径 10 mm 以上で 2.1％，径 5〜10 mm で 13％，径 1〜5 mm で 26％の見逃しがあったと報告されている．

　一方，大腸腫瘍に対する大腸内視鏡検査の特異度については，生検による病理組織検査を実施することができる大腸内視鏡検査では腫瘍でない所見を腫瘍と診断することはなく特異度は 100％になるものと考えられている．そのため，大腸腫瘍に対する大腸内視鏡検査の特異度についてはあまり言及されていない[1]．

文献

1) de Zwart IM, Griffioen G, Shaw MP, et al. Barium enema and endoscopy for the detection of colorectal neoplasia: sensitivity, specificity, complications and its determinants. Clin Radiol 2001; **56**: 401-409（メタ）
2) Graser A, Stieber P, Nagel D, et al. Comparison of CT colonography, colonoscopy, sigmoidoscopy and faecal occult blood tests for the detection of advanced adenoma in an average risk population. Gut 2009; **58**: 241-248（コホート）
3) van Rijn JC, Reitsma JB, Stoker J, et al. Polyp miss rate determined by tandem colonoscopy: a systematic review. Am J Gastroenterol 2006; **101**: 343-350（メタ）

BQ 2-5

大腸内視鏡検査に伴う偶発症の発生頻度は？

回答

- 大腸内視鏡検査（挿入のみ）に伴う重篤な偶発症の発生頻度は，0～0.08％である．

解説

日本消化器内視鏡学会によると大腸内視鏡検査（観察のみ，生検を含む）に伴う偶発症の発生頻度は 0.011％（438/3,815,118）と報告[1]されており，偶発症の発生頻度はおおむね 1 万件に 1 件程度となっている．また，大腸内視鏡検査に伴う死亡率については 0.00042％（16/3,815,118）と報告[1]されている．ただし，日本消化器内視鏡学会によるこの調査は学会の指導施設を中心に評議員が所属する施設において実施されているため，一般医が大腸内視鏡検査を実施した場合の偶発症の発生頻度は上記より高い値となる可能性がある．

一方，海外では大腸内視鏡検査（挿入のみ）に伴う穿孔の発生頻度について，0.00％（0/3,196）[2]，0.02％[3]，0.06％（11/16,948）[4]，0.06％（3/5,235）[5]，0.08％[6]との報告がある．

文献

1) 古田隆久，加藤元嗣，伊藤 透，ほか．消化器内視鏡関連の偶発症に関する第 6 回全国調査報告 2008 年～2012 年までの 5 年間．Gastroenterological Endoscopy 2016; **58**: 1466-1491（横断）
2) Nelson DB, McQuaid KR, Bond JH, et al. Procedural success and complications of large-scale screening colonoscopy. Gastrointest Endosc 2002; **55**: 307-314（コホート）
3) Bokemeyer B, Bock H, Huppe D, et al. Screening colonoscopy for colorectal cancer prevention: results from a German online registry on 269000 cases. Eur J Gastroenterol Hepatol 2009; **21**: 650-655（ケースシリーズ）
4) Tran DQ, Rosen L, Kim R, et al. Actual colonoscopy: what are the risks of perforation? Am Surg 2001; **67**: 845-847（ケースシリーズ）
5) Levin TR, Zhao W, Conell C, et al. Complications of colonoscopy in an integrated health care delivery system. Ann Intern Med 2006; **145**: 880-886（ケースシリーズ）
6) de Zwart IM, Griffioen G, Shaw MP, et al. Barium enema and endoscopy for the detection of colorectal neoplasia: sensitivity, specificity, complications and its determinants. Clin Radiol 2001; **56**: 401-409（メタ）

BQ 2-6

大腸腫瘍に対する大腸カプセル内視鏡検査の感度・特異度は？

回答

● 全大腸内視鏡検査を gold standard とした径 6 mm 以上の大腸腫瘍に対する感度は 84～94％，特異度は 64～94％，径 10 mm 以上では感度 85～88％，特異度 89～97％である．

解説

　わが国では 2014 年 1 月世界に先駆けて大腸カプセル内視鏡検査（colon capsule endoscopy：CCE）が保険収載された．CCE は両端にカメラが搭載された 2 ヘッドのカプセル内視鏡である．撮像速度を変換するフレームレート調整（adaptive frame rate：AFR）機能が装備された第 2 世代の PillCam® COLON2 の大腸腫瘍・ポリープの検出能は，国内外の研究結果によると径 6 mm 以上のポリープでは感度 84～94％，特異度 64～94％，径 10 mm 以上では感度 85～88％，特異度 89～97％である [1~6]．これらは通常の大腸内視鏡検査を gold standard とした被験者ごとの精度解析結果である．そのなかでわが国の多施設臨床試験についてみると，径 6 mm 以上ポリープの被験者ごとの感度は 94％，病変ごとの感度は 86.6％である [6]．

　大腸がん検診の便潜血検査が陽性で，精密検査として全大腸内視鏡検査を希望しない際の代替法と期待されている CT colonography（CTC）と CCE の比較について 2 編の論文がある [4,7]．便潜血検査陽性の被験者に CCE を施行し，その後 15 日以内に CTC と全大腸内視鏡検査を同日に施行する臨床試験で，径 6 mm 以上ポリープの被験者ごとの感度，特異度は，CCE で 88.2％，87.8％，CTC で 88.2％，84.8％とほぼ同等であった [4]．受容性については 78％の被験者が CTC よりも CCE のほうが優っていると回答した．通常大腸内視鏡検査で全大腸観察がなされなかった被験者に CCE と CTC を同日施行しその後 1 ヵ月以内に検出されたポリープを通常大腸内視鏡検査で確認する臨床試験では，径 6 mm 以上のポリープが検出された被験者の割合は，CCE 24.5％，CTC 12.2％と CCE が 2 倍高かった [7]．径 10 mm 以上のポリープが検出された被験者の割合は，CCE 5.1％，CTC 3.1％と 1.6 倍高かった．CCE で検出され，CTC で検出されなかった病変の多くは，鋸歯状病変や側方発育型腫瘍などの表面型腫瘍であった．

　CCE の問題点として前処置およびカプセル内服後肛門まで押し流すブースターに多量の腸管洗浄剤の服用（欧米の臨床試験では合計 4.5～6 L）が必要であること，CCE のバッテリー消耗時間内排出率（全大腸検査完遂率）が 75～94％と低率であること，CCE と同日の通常大腸内視鏡検査が困難であることなどがあげられている [8,9]．わが国の多施設臨床試験で，ヒマシ油のブースターとしての有用性が検討されている [10]．ヒマシ油 30 mL を使用するだけでカプセル内視鏡の排出率が 97％まで向上し，腸管洗浄剤の量を 3 L まで軽減できたと報告されている．そのほか，ガストログラフィン® [11] やわが国で未承認の硫酸塩製剤 SUPREP® [5] のブースターとしての有用性も報告されている．

　U.S. Multi-Society Task Force（MSTF）は CCE を有用な大腸癌クリーニング法のひとつとして推奨している [9]．CCE は検査に伴う苦痛がなく，受容性が良好で，鎮静薬・鎮痙薬の投与の必

要がなく，放射線被曝がなく，大腸内視鏡検査に伴う偶発症のリスクを大幅に低減することができること，表面型腫瘍の検出能も高いことなどから，今後わが国の大腸がん検診精検受診率向上，検診受診率向上につながることが期待される[6,8]．なお，2020年4月よりCCEの保険適用は，①大腸内視鏡検査が必要であり，内視鏡検査を実施したが，腹腔内の癒着などにより回盲部まで到達できなかった患者に用いた場合，②大腸内視鏡検査が必要であるが，腹部手術歴があり癒着が想定される場合など，器質的異常により全大腸内視鏡検査が実施困難であると判断された患者に用いた場合に加えて，③大腸内視鏡検査が必要であるが，以下のいずれかに該当し，身体的負担により内視鏡検査が実施困難であると判断された患者に用いた場合，具体的には，慢性便秘症で放射線学的に，たとえば腹部単純X線でS状結腸の陰影が腸骨稜を越えて頭側に存在する場合や横行結腸の陰影が腸骨稜より尾側の骨盤内に存在または肝弯曲や脾弯曲の陰影がループを描いている場合や，高血圧症，慢性閉塞性肺疾患，心不全の場合でもCCEが保険上施行可能になった．

文献

1) Eliakim R, Yassin K, Niv Y, et al. Prospective multicenter performance evaluation of the second-generation colon capsule compared with colonoscopy. Endoscopy 2009; **41**: 1026-1031（横断）

2) Spada C, Hassan C, Munoz-Navas M, et al. Second-generation colon capsule endoscopy compared with colonoscopy. Gastrointest Endosc 2011; **74**: 581-589（横断）

3) Hartmann D, Keuchel M, Philipper M, et al. A pilot study evaluating a new low-volume colon cleansing procedure for capsule colonoscopy. Endoscopy 2012; **44**: 482-486（横断）

4) Rondonotti E, Borghi C, Mandelli G, et al. Accuracy of capsule colonoscopy and computed tomographic colonography in individuals with positive results from the fecal occult blood test. Clin Gastroenterol Hepatol 2014; **12**: 1303-1310（横断）

5) Rex DK, Adler SN, Aisenberg J, et al. Accuracy of capsule colonoscopy in detecting colorectal polyps in a screening population. Gastroenterology 2015; **148**: 948-957（横断）

6) Saito Y, Saito S, Oka S, et al. Evaluation of the clinical efficacy of colon capsule endoscopy in the detection of lesions of the colon: prospective, multicenter, open study. Gastrointest Endosc 2015; **82**: 861-869（横断）

7) Spada C, Hassan C, Barbaro B, et al. Colon capsule versus CT colonography in patients with incomplete colonoscopy: a prospective, comparative trial. Gut 2015; **64**: 272-281（横断）

8) 田尻久雄．大腸カプセル内視鏡検査の現状と課題．Gastroenterological Endoscopy 2011; **53**: 2988-2999

9) Rex DK, Boland CR, Dominitz JA, et al. Colorectal cancer screening: Recommendations for physicians and patients from the U.S. Multi-Society Task Force on colorectal cancer. Am J Gastroenterol 2017; **112**: 1016-1030（ガイドライン）

10) Ohmiya N, Hotta N, Mitsufuji S, et al. Multicenter feasibility study of bowel preparation with castor oil for colon capsule endoscopy. Dig Endosc 2019; **31**: 164-172（横断）

11) Togashi K, Fujita T, Utano K, et al. Gastrografin as an alternative booster to sodium phosphate in colon capsule endoscopy: safety and efficacy pilot study. Endosc Int Open 2015; **03**: E659-E661（横断）

大腸腫瘍に対する CT colonography の感度・特異度は？

回答

● 径6mm 以上の大腸腫瘍に対する感度は 59〜91％，特異度は 80〜94％，径 10mm 以上の腫瘍に対する感度は 75〜94％，特異度は 84〜99％である．

● 肉眼型では，径6mm 以上の腫瘍に対する感度は隆起型 73〜94％，表面型 38〜60％，径 10mm 以上の腫瘍に対する感度は隆起型 87〜95％，表面型 61〜68％である．

解説

　欧米先進諸国とわが国で通常の大腸内視鏡検査に対する CT colonography（CTC）の精度評価試験が実施されている．大腸検査の gold standard とされる通常内視鏡検査の精度と同等かを検証したものである．径6mm 以上の病変に対する被験者ごとの感度は 59〜91％，特異度は 80〜94％，10mm 以上の病変では感度は 75〜94％，特異度は 84〜99％である[1〜8]．径 10mm 以上の腫瘍性病変に対する CTC の検出精度は大腸内視鏡検査と同様に高い精度を有することが証明された．腸管前処置で造影剤使用（タギング）や読影担当医のトレーニングなどが評価試験の前提である．肉眼型別にみた大腸腫瘍に対する CTC の感度は，径6mm 以上の病変ごとの感度は隆起型 73〜94％，表面型 38〜60％，径 10mm 以上の感度は隆起型 87〜95％，表面型 61〜68％で，表面型が隆起型に比べて感度が有意に低くなっている[7,8]．

　わが国からは2編の精度評価に関する論文が公表されている．大規模多施設共同臨床試験（Japanese National CT Colonography Trail：JANCT）による精度検証では，径6mm 以上の大腸腫瘍に対する被験者別の感度，特異度，陽性適中率，陰性適中率は，それぞれ 88％，92％，79％，95％であった[7]．径 10mm 以上の腫瘍に対する被験者別の感度，特異度，陽性適中率，陰性適中率は，それぞれ 92％，99％，89％，98％と高かった．もう1編は低用量前処置による CTC の精度評価が実施されている．腸管洗浄剤の用量を一般的な大腸内視鏡検査の半分以下にした多施設共同試験である[8]．径6mm 以上の大腸腫瘍に対する被験者別の感度，特異度，陽性適中率，陰性適中率は，それぞれ 90％，93％，82％，96％であった[8]．径 10mm 以上の腫瘍に対する被験者別の感度，特異度，陽性適中率，陰性適中率は，それぞれ 93％，98％，91％，99％と高かった．これにより，わが国でも低用量腸管前処置の臨床応用が可能であることが示された．

　さらに CTC と通常大腸内視鏡検査を対策型検診として RCT で評価した研究結果が報告されている[9]．8,844 人の一般住民を対照に2対1で大腸内視鏡検査と CTC を無作為に割り付けた．受診率は大腸内視鏡検査が 22％であったのに対して CTC では 34％で有意に受診率が高かった．対象は 50〜75 歳であったが，いずれの年齢層でも CTC の受診率が大腸内視鏡検査を上回った．実際に検査を受けた 100 人あたりで検出した advanced neoplasia（大きさ径 10mm 以上，25％以上が絨毛成分，もしくは高度異型の腺腫）は大腸内視鏡検査が 8.2 個であったのに対して CTC は 5.6 個で，大腸内視鏡検査が有意に多かった．しかし，検診を案内した 100 人あたりでみる

と，大腸内視鏡検査が1.8個であったのに対して，CTCは1.9個となり，有意差はなかった．精度が高い検査であっても受診してもらわなければ病変の検出はできず，本研究は検診においてもCTCが大腸内視鏡検査の代替となりうることを示している．

文献

1) Pickhardt PJ, Choi JR, Hwang I, et al. Computed tomographic virtual colonoscopy to screen for colorectal neoplasia in asymptomatic adults. N Engl J Med 2003; **349**: 2191-2200（横断）
2) Johnson CD, Chen MH, Toledano AY, et al. Accuracy of CT colonography for detection of large adenomas and cancers. N Engl J Med 2008; **359**: 1207-1217（横断）
3) Zalis ME, Blake MA, Cai W, et al. Diagnostic accuracy of laxative-free computed tomographic colonography for detection of adenomatous polyps in asymptomatic adults: a prospective evaluation. Ann Intern Med 2012; **156**: 692-702（横断）
4) Graser A, Stieber P, Nagel D, et al. Comparison of CT colonography, colonoscopy, sigmoidoscopy and faecal occult blood tests for the detection of advanced adenoma in an average risk population. Gut 2009; **58**: 241-248（横断）
5) Regge D, Laudi C, Galatola G, et al. Diagnostic accuracy of computed tomographic colonography for the detection of advanced neoplasia in individuals at increased risk of colorectal cancer. JAMA 2009; **301**: 2453-2461（横断）
6) Heresbach D, Djabbari M, Riou F, et al. Accuracy of computed tomographic colonography in a nationwide multicentre trial, and its relation to radiologist expertise. Gut 2011; **60**: 658-665（横断）
7) Nagata K, Endo S, Honda T, et al. Accuracy of CT colonography for detection of polypoid and nonpolypoid neoplasia by gastroenterologists and radiologists: A nationwide multicenter study in Japan. Am J Gastroenterol 2017; **112**: 163-171（横断）
8) Utano K, Nagata K, Honda T, et al. Diagnostic performance and patient acceptance of reduced-laxative CT colonography for the detection of polypoid and non-polypoid neoplasms: A multicenter prospective trial. Radiology 2017; **282**: 399-407（横断）
9) Stoop EM, de Haan MC, de Wijkerslooth TR, et al. Participation and yield of colonoscopy versus non-cathartic CT colonography in population-based screening for colorectal cancer: a randomised controlled trial. Lancet Oncol 2012; **13**: 55-64（ランダム）

BQ 2-8

大腸腫瘍に対する PET/PET-CT の感度・特異度は？

回答

●PET/PET-CT の検診受診者における，大腸内視鏡検査を gold standard とした病変ごとの大腸癌の感度は 60％，特異度は 99％で，advanced neoplasia の感度は 16～17％，特異度は 99％である．

解説

　大腸癌の診断や治療を前提とした PET/PET-CT の有用性に比べて，大腸がん検診における有用性についてのエビデンスは乏しい．わが国で行われた PET/PET-CT 検診に関する 155,456 人の無症状者を対象とした全国調査では，PET 所見陽性となった約 3 分の 1 の受診者に最終的に癌 1,912 人が発見され，発見率は 1.23％であった[1]．最も多く発見されたのは大腸癌 396 人（0.25％）で，良性疾患では大腸ポリープ 687 人（0.44％）が最多であった．

　検診受診者を対象とした大腸腫瘍に対する PET/PET-CT の精度に関する 2 編の論文がある．内視鏡検査を gold standard とした病変ごとの精度解析である．台湾からの 1,109 人の人間ドック受診者を対象とした研究で，advanced neoplasia（径 10 mm 以上の腺腫，high grade dysplasia，25％以上の絨毛成分を有する腺腫または癌）に対する感度，特異度，陽性適中率，陰性適中率は，それぞれ 15.8％，99.1％，37.5％，96.2％であった[2]．癌の感度は 60.0％，特異度 99.1％であったが，径 15 mm 以下の病変，low grade dysplasia で有意に偽陰性が多かった．わが国からの 7,505 人の無症状の検診受診者を対象とした研究では，advanced neoplasia の感度，特異度，陽性適中率，陰性適中率は，それぞれ 16.9％，99.3％，13.5％，99.4％であった[3]．陽性適中率は T2-3 癌 100％と深達度 MP 以深の癌では良好であったが，T1（SM）癌を含めたより早期の病変，小さい病変，平坦型，近位結腸に局在する病変で感度がより低かった．

　その他，スクリーニングにおけるデータとは異なるが，病院を受診した症例を対象とした PET/CT の精度に関する論文が数編ある．492 人を対象とした研究では，感度，特異度は，全大腸腫瘍で 36％，98％，径 11 mm 以上で 85％，97％であった[4]．180 人を対象とした研究では，感度は全大腸腫瘍 38％，径 10 mm 以上 58％であった[5]．9,545 人を対象とした研究では，全大腸腫瘍の感度は 23％，特異度は 96％であった[6]．2,323 人を対象とした研究では，大腸腫瘍に対する感度は，それぞれ T2-T4 癌 92.9％，T1 癌 79.5％，advanced adenoma（径 10 mm 以上の腺腫，絨毛成分を 25％以上含む腺腫，high grade dysplasia）50.7％，low grade adenoma 9.3％であった[7]．advanced adenoma であったとしても腺腫では感度が低かったことが報告されている[7]．

文献

1) Minamimoto R, Senda M, Jinnouchi S, et al. The current status of an FDG-PET cancer screening program in Japan, based on a 4-year (2006-2009) nationwide survey. Ann Nucl Med 2013; **27**: 46-57（横断）
2) Huang SW, Hsu CM, Jeng WJ, et al. A comparison of positron emission tomography and colonoscopy for the detection of advanced colorectal neoplasms in subjects undergoing a health check-up. PLoS One 2013; **8**: e69111（横断）
3) Sekiguchi M, Kakugawa Y, Terauchi T, et al. Sensitivity of 2-[18F]fluoro-2-deoxyglucose positron emission

tomography for advanced colorectal neoplasms: a large-scale analysis of 7505 asymptomatic screening individuals. J Gastroenterol 2016; **51**: 1122-1132 (横断)

4) Hirakawa T, Kato J, Okumura Y, et al. Detectability of colorectal neoplasia with fluorine-18-2-fluoro-2-deoxy-D-glucose positron emission tomography and computed tomography (FDG-PET/CT). J Gastroenterol 2012; **47**: 127-135 (横断)

5) Gollub MJ, Grewal RK, Panu N, et al. Diagnostic accuracy of ^{18}F-FDG PET/CT for detection of advanced colorectal adenoma. Clin Radiol 2014; **69**: 611-618 (横断)

6) Kunawudhi A, Wong AK, Alkasab TK, et al. Accuracy of FDG-PET/CT for detection of incidental pre-malignant and malignant colonic lesions - Correlation with colonoscopic and histopathologic findings. Asian Pac J Cancer Prev 2016; **17**: 4143-4147 (横断)

7) Igarashi K, Hotta K, Imai K, et al. Can positron emission tomography detect colorectal adenomas and cancers? J Gastroenterol Hepatol 2017; **32**: 602-608 (横断)

大腸腫瘍のスクリーニングにおける画像強調観察の位置づけは？

回答

● 大腸腫瘍のスクリーニングにおける画像強調観察は白色光観察と同等である．

■ 解説 ■

　メタアナリシスの結果，従来の NBI 観察（LUCERA260，EXERA2）は白色光観察と比較し病変指摘率に差を認めなかったことが報告されている [1~3]．ただし，新しい高画素で明るい光源システムに改良された NBI（LUCERAELLITE）や AFI，BLI などの新規モダリティーでは白色光観察と比較し病変指摘率の向上が報告されている [4~8]．

■ 文献 ■

1) Jin XF, Chai TH, Shi JW, et al. Meta-analysis for evaluating the accuracy of endoscopy with narrow band imaging in detecting colorectal adenomas. J Gastroenterol Hepatol 2012; **27**: 882-887（メタ）

2) Pasha SF, Leighton JA, Das A, et al. Comparison of the yield and miss rate of narrow band imaging and white light endoscopy in patients undergoing screening or surveillance colonoscopy: a meta-analysis. Am J Gastroenterol 2012; **107**: 363-370（メタ）

3) Omata F, Ohde S, Deshpande GA, et al. Image-enhanced, chromo, and cap-assisted colonoscopy for improving adenoma/neoplasia detection rate: a systematic review and meta-analysis. Scand J Gastroenterol 2014; **49**: 222-237（メタ）

4) Horimatsu T, Sano Y, Tanaka S, et al. Next-generation narrow band imaging system for colonic polyp detection: a prospective multicenter randomized trial. Int J Colorectal Dis 2015; **30**: 947-954（ランダム）

5) Leung WK, Lo OS, Liu KS, et al. Detection of colorectal adenoma by narrow band imaging (HQ190) vs. high-definition white light colonoscopy: a randomized controlled trial. Am J Gastroenterol 2014; **109**: 855-863（ランダム）

6) Takeuchi Y, Sawaya M, Oka S, et al. Efficacy of autofluorescence imaging for flat neoplasm detection: a multicenter randomized controlled trial (A-FLAT trial). Gastrointest Endosc 2019; **89**: 460-469（ランダム）

7) Ikematsu H, Sakamoto T, Togashi K, et al. Detectability of colorectal neoplastic lesions using a novel endoscopic system with blue laser imaging: a multicenter randomized controlled trial. Gastrointest Endosc 2017; **86**: 386-394（ランダム）

8) Atkinson NSS, Ket S, Bassett P, et al. Narrow-band Imaging for Detection of Neoplasia at Colonoscopy: a Meta-analysis of Data From Individual Patients in Randomized Controlled Trials. Gastroenterology 2019; **157**: 462-471（メタ）

CQ 2-1

大腸癌の適切なスクリーニング法とその間隔は？

推奨

● 便潜血検査は毎年（逐年）または隔年による検診が適切であり，逐年または隔年で実施することを推奨する．

【推奨の強さ：**強**（合意率 100%），エビデンスレベル：**A**】

● 大腸内視鏡検査もスクリーニング法として有用であるが，間隔については明らかにされていない．

【推奨の強さ：**強**（合意率 100%），エビデンスレベル：**A**】

解説

　スクリーニングに用いた検査法で死亡率減少効果が RCT で確認されているのは，便潜血検査（FOBT）と S 状結腸鏡検査のみである．全大腸内視鏡検査の死亡率減少を示す直接的な証拠はまだ示されていないが，複数の症例対照研究やコホート研究などの観察研究で強く示唆されている．CT colonography，大腸カプセル内視鏡検査，便マルチターゲット DNA 検査では死亡率減少効果を示す間接的な証拠も示されていない．

　FOBT については化学法による 5 件の RCT で死亡率減少効果が示されている[1~5]．検診間隔は 1 年と 2 年であった．米国の 30 年間の長期追跡研究によって，逐年検診で 32%，隔年検診で 22% の死亡率減少効果が証明された[6]．すなわち逐年または隔年で FOBT を大腸癌の平均リスク（健常）集団に実施すれば，死亡リスクが低減する．

　免疫法（FIT）は化学法に比べてはるかに感度が高く，特異度はやや低いが遜色がない．FIT に関して RCT による直接証拠は示されていないが，1 日法による観察研究で示されている[7,8]．症例対照研究では逐年検診で 60% 死亡リスクが低下し[7]，コホート研究では 1 日法で 62% 死亡率減少効果が認められている[8]．以上より，FOBT は 2 年以内が適切と判断される（BQ 2-3 参照）．

　大腸内視鏡検査の有効性に関する欧米のデータを解説する．S 状結腸鏡検査での検討では，4 件の RCT で死亡率および罹患率の減少効果が証明された[9~12]．1 回または 2 回（3~5 年間隔）の S 状結腸鏡検査で，11~12 年間フォローアップして 22~27% 死亡率が減少した．内視鏡で観察可能な遠位大腸癌の死亡リスクが有意に減少したが，近位大腸癌では減少は認めなかった．罹患率は 18~21% 減少した．特に遠位大腸癌の罹患リスクは有意に減少した．英国の研究では 17 年間のフォローアップで，1 回の S 状結腸鏡検査によって，per-protocol（PP）解析（検診群のなかで実際に S 状結腸鏡検査を受けた群 vs. 対照群）で死亡が 41%，罹患が 35% 減少した[12]．以上より，S 状結腸鏡検査では 2 回目の検査は 5~10 年後に実施するのが適切と推定される．

　全大腸内視鏡検査については 5 件の RCT が進行中である（2019 年 4 月時点）．有効性に関して複数の観察研究による間接的証拠によって強く示唆されている[13~17]．そのなかで米国のコホート研究で，1 回の全大腸内視鏡検査で，22 年間フォローアップを行い，検査を受けていない対照群に比べて大腸癌死亡ハザード比は 0.32（遠位大腸癌 0.18，近位大腸癌 0.47）と減少した[16]．大腸癌罹患ハザード比は内視鏡検査で病変がなかった場合，10.1~15 年間 0.26 と 15 年間にわ

たって有意に減少した.

　初回の全大腸内視鏡検査で病変を認めなかった, いわゆる negative colonoscopy の場合, 次の内視鏡検査の検査間隔に関する 2 件のコホート研究がある [18, 19]. 基準となる対象集団に対して, negative colonoscopy の集団の標準化罹患比は, 10 年後でも 0.28 と有意に低かった [18]. 初回の十分なスクリーニング大腸内視鏡検査でポリープがなく, その後 10 年以内にフォローアップ内視鏡検査を実施した集団の径 9mm を超えるポリープの罹患率 (発見率) は, 1〜5 年後 3.1％, 5〜10 年後 3.7％であった [19]. なお, 前処置不良, 盲腸まで未到達など初回が不完全な検査であった場合, 1 年以内の再検査で 6.5％に径 9mm 超のポリープを認めた. 以上, 欧米のデータからは, 全大腸内視鏡検査は初回検査で病変がなければ, 次回検査は 10 年後に実施することが可能と推定される. ただし, 初回検査が不完全な検査であった場合は, 1 年以内の再検査を考慮する.

文献

1) Mandel JS, Bond JH, Church TR, et al. Reducing mortality from colorectal cancer by screening for fecal occult blood. Minnesota Colon Cancer Control Study. N Engl J Med 1993; **328**: 1365-1371 (ランダム)
2) Hardcastle JD, Chamberlain JO, Robinson MH, et al. Randomised controlled trial of faecal-occult-blood screening for colorectal cancer. Lancet 1996; **348**: 1472-1477 (ランダム)
3) Kronborg O, Fenger C, Olsen J, et al. Randomised study of screening for colorectal cancer with faecal-occult-blood test. Lancet 1996; **348**: 1467-1471 (ランダム)
4) Faivre J, Dancourt V, Lejeune C, et al. Reduction in colorectal cancer mortality by fecal occult blood screening in a French controlled study. Gastroenterology 2004; **126**: 1674-1680 (ランダム)
5) Lindholm E, Brevinge H, Haglind E: Survival benefit in a randomized clinical trial of faecal occult blood screening for colorectal cancer. Br J Surg 2008; **95**: 1029-1036 (ランダム)
6) Shaukat A, Mongin SJ, Geisser MS, et al. Long-term mortality after screening for colorectal cancer. N Engl J Med 2013; **369**: 1106-1114 (ランダム)
7) Saito H, Soma Y, Koeda J, et al. Reduction in risk of mortality from colorectal cancer by fecal occult blood screening with immunochemical hemagglutination test. A case-control study. Int J Cancer 1995; **61**: 465-469 (ケースコントロール)
8) Chiu HM, Chen SL, Yen AM, et al. Effectiveness of fecal immunochemical testing in reducing colorectal cancer mortality from the One Million Taiwanese Screening Program. Cancer 2015; **121**: 3221-3229 (コホート)
9) Segnan N, Armaroli P, Bonelli L, et al. Once-only sigmoidoscopy in colorectal cancer screening: follow-up findings of the Italian Randomized Controlled Trial-- SCORE. J Natl Cancer Inst 2011; **103**: 1310-1322 (ランダム)
10) Schoen RE, Pinsky PF, Weissfeld JL, et al. Colorectalcancer incidence and mortality with screening flexible sigmoidoscopy. N Engl J Med 2012; **366**: 2345-2357 (ランダム)
11) Holme Ø, Løberg M, Kalager M, et al. Effect of flexible sigmoidoscopy screening on colorectal cancer incidence and mortality: a randomized clinical trial. JAMA 2014; **312**: 606-615 (ランダム)
12) Atkin W, Wooldrage K, Parkin DM, et al. Long term effects of once-only flexible sigmoidoscopy screening after 17 years of follow-up: the UK Flexible Sigmoidoscopy Screening randomised controlled trial. Lancet 2017; **389**: 1299-1311 (ランダム)
13) Baxter NN, Goldwasser MA, Paszat LF, et al. Association of colonoscopy and death from colorectal cancer. Ann Intern Med 2009; **150**: 1-8 (ケースコントロール)
14) Kahi CJ, Imperiale TF, Juliar BE, et al. Effect of screening colonoscopy on colorectal cancer incidence and mortality. Clin Gastroenterol Hepatol 2009; **7**: 770-775 (コホート)
15) Manser CN, Bachmann LM, Brunner J, et al. Colonoscopy screening and carcinoma-related death: a closed cohort study. Gastrointest Endosc 2012; **76**: 110-117 (コホート)
16) Nishihara R, Wu K, Lochhead P, et al. Long-term colorectal-cancer incidence and mortality after lower endoscopy. N Engl J Med 2013; **369**: 1095-1105 (コホート)
17) Doubeni CA, Corley DA, Quinn VP, et al. Effectiveness of screening colonoscopy in reducing the risk of death from right and left colon cancer: a large community-based study. Gut 2018; **67**: 291-298 (ケースコントロール)
18) Singh H, Turner D, Xue L, et al. Risk of developing colorectal cancer following a negative colonoscopy examination: evidence for a 10-year interval between colonoscopies. JAMA 2006; **295**: 2366-2373 (コホート)
19) Lieberman DA, Holub JL, Morris CD, et al. Low rate of large polyps (>9 mm) within 10 years after an adequate baseline colonoscopy with no polyps. Gastroenterology 2014; **147**: 343-350 (コホート)

FRQ 2-1

便中遺伝子，その他のバイオマーカーを用いたスクリーニング法は？

▎回 答 ▎

● 複数の遺伝子マーカーの組み合わせを用いた便DNA検査は便潜血検査免疫法よりも感度が高く，有用なスクリーニング法として期待される．一方で，特異度が低いこと，測定が煩雑であること，費用が高額であることなどから，現状ではスクリーニング法としての普及は困難である．

▎解説 ▎

　便潜血以外の便中マーカーをターゲットとした検査法がいくつか提唱されている．そのなかで有用なスクリーニング法として期待されているのが，複数の遺伝子マーカーを組み合わせたマルチターゲット便DNA検査である．

　マルチターゲット便DNA検査であるCologurad®はKRAS変異，NDRG4遺伝子とBMP3遺伝子の異常メチル化，βアクチンのDNA検査，それらにヘモグロビン（Hb）を追加した複合的検査法であり[1]，米国食品医薬品局（Food and Drug Administration：FDA）に承認されている．平均的大腸癌リスク9,989例を対象にした便DNA検査と便潜血検査免疫法（FIT）の精度比較で，大腸癌に対する感度は，便DNA検査92.3％，FIT 73.8％，特異度は便DNA検査86.6％，FIT 94.9％で，便DNA検査はFITよりも感度は有意に高かったが，特異度は低かった[1]．advanced adenoma（大きさ10mm以上，絨毛成分を含むあるいはhigh grade dysplasiaの腺腫と，10mm以上の鋸歯状ポリープ）に対する感度は，便DNA検査42.4％，FIT 23.8％で，便DNA検査がFITよりも検出感度が高かった[1]．便DNA検査は，FITよりも大腸癌の発見率は高かったが，偽陽性率も高かった．米国の大腸癌スクリーニングガイドラインでは3年ごとの本検査を推奨している[2,3]．マルチターゲット便DNA検査はFITよりも高感度で有用な大腸癌スクリーニングとして期待される．一方で，特異度が低く，測定が煩雑，高コストであることからFITのように対策型検診として普及するのは困難である．

　大腸癌組織のDNAでは，Septin 9と呼ばれる遺伝子がメチレーション（核酸塩基シトシンにメチル基が結合）症例が多いが，非腫瘍組織にはメチル化したSeptin 9がみられない．血液中のメチル化Septin 9遺伝子を検出するスクリーニング方法が提案されている[4,5]．メタアナリシスによる大腸癌に対する感度は63％，特異度は91％であったと報告されている[5]．感度が低いこと，費用対効果が他のスクリーニング法に比べて低いことなどから，U.S. Multi-Society Task ForceはSeptin 9を大腸癌スクリーニング法として推奨していない[6]．そのほかに血清エクソソームのマイクロRNA（miRNAs）が早期大腸癌検出のためのバイオマーカーとして有用と報告されている[7]．

　顆粒球由来のカルプロテクチン[8~10]，DAF（補体制御因子 decay-accelerating factor：CD55）[11]，ラクトフェリン[12]などの炎症関連マーカーを用いたスクリーニングも検討されている．特異度が低くスクリーニング検査としての性能には達していない．

　消化管出血マーカーとして便中での安定性が高いトランスフェリン（Tf）の有用性も検討され

ている[13, 14].

便 DNA 検査以外は，スクリーニングに用いた際の有用性についてのエビデンスはなく，現段階では研究レベルと判断される.

文献

1) ImperialeTF, Ransohoff DF, ItzkowitzSH, et al. Multitargetstool DNA testing for colorectal cancer screening. N Engl J Med 2014; **370**: 1287-1297（横断）

2) US Preventive Services Task Force. Screening for colorectal cancer US Preventive Services Task Force recommendation statement. JAMA 2016; **315**: 2564-2575（ガイドライン）

3) Wolf AMD, Fontham ETH, Church TR, et al. Colorectal cancer screening for average-risk adults: 2018 guideline update from the American Cancer Society. Ca Cancer J Clin 2018; **68**: 250-281（ガイドライン）

4) Church TR, Wandell M, Loft on-Day C, et al. Prospective evaluation of methylated SEPT9 in plasma for detection of asymptomatic colorectal cancer. Gut 2014; **63**: 317-325（横断）

5) Yan S, Liu Z, Yu S, et al. Diagnostic value of methylated Septin9 for colorectal cancer screening: A meta-analysis. Med Sci Monit 2016; **22**: 3409-3418（メタ）

6) Rex DK, Boland CR, Dominitz JA, et al. Colorectal cancer screening: Recommendations for physicians and patients from the U.S. Multi-Society Task Force on colorectal cancer. Am J Gastroenterol 2017; **112**: 1016-1030（ガイドライン）

7) Ogata-Kawata H, Izumiya M, Kurioka D, et al. Circulating exosomal microRNAs as biomarkers of colon cancer. PLoS One 2014; **9**: e92921（横断）

8) Kristinsson J, Nygaard K, Aadland E, et al. Screening of first degree relatives of patients operated for colorectal cancer: evaluation of fecal calprotectin vs. hemoccult Ⅱ. Digestion 2001; **64**: 104-110（横断）

9) Johne B, Kronborg O, Tøn HI, et al. A new fecal calprotectin test for colorectal neoplasia. Clinical results and comparison with previous method. Scand J Gastroenterol 2001; **36**: 291-296（横断）

10) Limburg PJ, Devens ME, Harrington JJ, et al. Prospective evaluation of fecal calprotectin as a screening biomarker for colorectal neoplasia. Am J Gastroenterol 2003; **98**: 2299-3205（横断）

11) Mizuno M, Mizuno M, Iwagaki N, et al. Testing of multiple samples increases the sensitivity of stool decay-accelerating factor test for the detection of colorectal cancer. Am J Gastroenterol 2003; **98**: 2550-2555（横断）

12) Hirata I, Hoshimoto M, Saito O, et al. Usefulness of fecal lactoferrin and hemoglobin in diagnosis of colorectal diseases. World J Gastroenterol 2007; **13**: 1569-1574（横断）

13) Sheng JQ, Li SR, Wu ZT, et al. Transferrin dipstick as a potential novel test for colon cancer screening: a comparative study with immuno fecal occult blood test. Cancer Epidemiol Biomarkers Prev 2009; **18**: 2182-2185（横断）

14) Chen JG, Cai J, Wu HL, et al. Colorectal cancer screening: comparison of transferrin and immuno fecal occult blood test. World J Gastroenterol 2012; **18**: 2682-2688（横断）

第3章
病態・定義・分類

BQ 3-1

大腸ポリープには組織学的にみてどのようなものがあるか？

回答

● 大腸ポリープは組織学的な特性の違いにより，通常型腺癌，鋸歯状ポリープ，ポリポイド腺癌，炎症性，過誤腫性，間質性，リンパ組織性，内分泌性，その他，に分類する.

解説

　大腸ポリープの定義は"大腸内腔に向かって限局性に隆起する病変で，組織学的には良悪性は問わない"とされることが一般的である．大腸ポリープの分類は大腸癌取扱い規約[1]にも WHO 分類[2]にも独立して取り上げられていないが，Morson's and Dowson's Gastrointestinal Pathology には大腸ポリープの分類が提示されている[3]．この分類は，ポリープの組織学的な特性の違いにより，大腸ポリープを，通常型腺癌，鋸歯状ポリープ，ポリポイド腺癌，炎症性，過誤腫性，間質性，リンパ組織性，内分泌性，その他，に分類する．本邦で提唱された inflammatory myoglandular polyp[4] や muco-submucosal elongated polyp[5] はこのなかには取り上げられていないが，本邦では比較的よく知られているので分類には含ませた（表 1）．その場合，前者は，炎症のなかに，後者はその他に分類される.

文献

1) 大腸癌研究会（編）．大腸癌取扱い規約，第 9 版補訂版，金原出版，東京，2018
2) Clouston AD, Walker NI. Polyp and tumor-like lesions of the large intestine. In: Morson and Dawson's Gastrointestinal Pathology, 5th Ed, Shepherd NA, Warren BF, Williams GT, et al (eds), WILEY-BALCKWELL, USA
3) Hamilton SR, Bosman FT, Boffetta, et al. Carcinoma of the colon and rectum. In: WHO Classification of Tumours Pathology and Genetics Tumours of the Digestive System, 4th Ed, Bozman FT, Carneiro F, Hruban RH, et al (eds), Springer-Verlag, Berlin, 2010
4) Nakamura S, Kino I, Akagi T. Inflammatory myoglandular polyps of the colon and rectum. A clinicopathological study of 32 pedunculated polyps, distinct from other types of polyps. Am J Surg Pathol 1992; **16**: 772-779
5) Matake H, Matsui T, Yao T, et al. Long pedunculated colonic polyp composed of mucosa and submucosa: proposal of a new entity, colonic muco-submucosal elongated polyp. Dis Colon Rectum 1998; **41**: 1557-1561（ケースシリーズ）

表1　大腸ポリープの分類

通常型腺腫（conventional adenoma）
　　管状腺腫（tubular）
　　管状絨毛腺腫（tubulovillous）
　　絨毛腺腫（villous）
　　平坦腺腫（flat adenoma）
鋸歯状ポリープ（serrated polyp）
　　過形成性ポリープ（hyperplastic polyp; microvesicular, goblet cell, mucin）
　　sessile serrated adenoma
　　混合型ポリープ（mixed polyp）
　　traditional serrated adenoma
ポリポイド腺癌（polypoid adenocarcinoma）
炎症性（inflammatory）
　　mucosal prolapse-associated polyp
　　inflammatory polyp
　　inflammatory myoglandular polyp
　　polypoid granulomatous tissue
　　infection-associated polyp
過誤腫性（hamartomatous）
　　Peutz-Jeghers polyp
　　jevenile polyp
　　Cowden syndrome and Bannayan-Riley-Ruvalcaba syndrome
　　Cronkheit-Canada syndrome
間質性（stromal）
　　inflammatory fibroid polyp
　　fibroblastic polyp/peri-neurinoma
　　Schwann cell hamartoma
　　neurilemmoma and nerve sheath tumor variants
　　ganglio-neuroma
　　leiomyoma of muscularis mucosae
　　lipoma
　　lipohyperplasia of ileocaecal valve
　　gastrointestinal stromal tumors
　　neurofibroma
　　granular cell tumor
リンパ組織性（lymphoid）
　　prominent lymphoid follicle/rectal tonsil
　　lymphomatous polyposis
内分泌性（endocrine）
　　well differentiated endocrine（carcinoid）tumor
その他（other）
　　prominent mucosal fold
　　muco-submucosal elongated polyp
　　everted appendical stump or caecal diverticulum
　　elastic polyp
　　endometriosis
　　mucosal xanthoma

BQ 3-2

腺腫の担癌率は？

回答

● 腺腫の担癌率に影響する因子として，大きさ，腺腫の異型度，絨毛成分の有無，があげられる．腺腫の担癌率は，報告者によって異なっているが，径10mmを超えると癌化率が上昇するとされている（10〜25%）.

解説

　腺腫の担癌率は報告者によって異なっている．その理由は診断基準が診断医によって異なっているからである．特に本邦と欧米の粘膜内癌の診断基準はまったく異なっており，本邦の病理医は積極的に粘膜内癌を診断するが，欧米の病理医は固有層内の浸潤所見（個細胞性浸潤やdesmoplastic reaction）を示す場合に限って粘膜内癌を診断する傾向がある．そのような浸潤所見を固有層内で認めることはまれであるため，多くの欧米の病理医は粘膜下層浸潤癌になってはじめて癌と診断する[1]. したがって，本邦の粘膜内癌は欧米では high grade dysplasia として記載されることが多いが，最近では複雑な分岐を示す所見などの高度な構造異型を示す場合は欧米の病理医においても粘膜内癌と診断することがある[2]. しかし，このような場合も欧米と本邦の病理医間において診断が必ずしも一致しないとされ，このような事情から本邦と欧米の胆癌率は単純には比較できないとされていることに注意が必要である．腺腫の癌化は一般に，大きさ，異型度，絨毛成分の比率，に関連しているとされるが，特に大きさが最も重要視される[1,2]. 異型度も腺腫の大きさに依存していることが知られているので，臨床的にも腺腫の癌化の危険性を判断する材料としては腺腫の大きさが最も有用と思われる．一方，絨毛腺腫の癌化率が高いことは周知のとおりであるが[1,2]，両者の生物学的性状が異なるので，両者の癌化の比較は別々に行うべきである．

　腺腫の癌化率を報告した論文は意外に少ないが，腺腫の癌化率が大きさに依存していることはどの論文でも共通している．本邦の山際らの報告では，管状腺腫および管状絨毛腺腫の癌化率は，径10mm未満で15%，10mm以上20mm未満で39%，20mm以上で65.9%である[3]. Sakamoto らの報告では，径5mm以下での癌化率は0.46%，6〜9mmでは3.3%，10mm以上では28.2%としている[4]. また，山野らの報告では，径5mm未満の粘膜内胆癌率は0.4%，5mm以上10mm未満では3.4%，10mm以上15mm未満では12%，15mm以上20mm未満では20.7%，20mm以上25mm未満では26.6%，25mm以上30mm未満では32.1%，30mm以上では28.7%であったとしている[5]. 一方，欧米の報告では，Gschwantler らの報告によると，径5mm未満で，3.4%，5〜10mmの間で13.5%. 10mmを超えると38.5%に high grade dysplasia がみられたとしている[6]. また，Bertario ら1,063例の大腸腺腫の報告では3.1%に high grade dysplasia が認められた[7]. 欧米の National Polyp Study では，径1〜5mmでは2%，6〜10mmでは5%，11〜15mmでは10%，16〜20mmでは12%，21〜25mmでは20%，26〜30mmでは18%の high grade dysplasia 率であったとしている[8]. 上記の報告からもわかるように，各報告の腺腫の癌化率もしくは high grade dysplasia 率はかなりの相違がみられる．これは

病理医による腺腫および癌もしくは high grade dysplasia の診断が異なっていることが主な理由である．上記の報告からも明らかなように腺腫の担癌率は腺腫の大きさが主要な要因である．

文献

1) Clouston AD, Walker NI. Polyp and tumor-like lesions of the large intestine. Morson and Dawson's Gastrointestinal Pathology, 5th Ed, Shepherd NA, Warren BF, Williams GT, et al (eds), WILEY-BALCKWELL, USA

2) Snover D, Ahnen DJ, Burt RW, et al. Carcinoma of the colon and rectum. In: WHO Classification of Tumours Pathology and Genetics Tumours of the Digestive System, 4th Ed, Bozman FT, Carneiro F, Hruban RH, et al (eds), Springer-Verlag, Berlin, 2010

3) 山際裕史，大西徹哉．大腸腺腫の癌化—最近5年間のポリペクトミー例．治療 1994; **76**: 2879-2882 (ケースコントロール)

4) Sakamoto T, Matsuda T, Nakajima T, et al. Clinicopathological Features of Colorectal Polyps: Evaluation of the 'Predict, Resect, and Discard' Strategies. Colorectal Dis 2013; **15**: e295-e300 (ケースコントロール)

5) 山野泰穂，黒田浩平，吉川健二郎，ほか．大腸腫瘍性病変の臨床病理学的特性からみた内視鏡治療の適応と実際—スネア EMR の観点から．胃と腸 2007; **42**: 1053-1059 (ケースコントロール)

6) Gschwantler M, Kriwanek S, Langner E, et al. High-grade dysplasia and invasive carcinoma in colorectal adenomas: a multivariate analysis of the impact of adenoma and patient characteristics. Eur J Gastroenterol Hepatol 2002; **14**: 183-188 (ケースコントロール)

7) Bertario L, Russo A, Sala P, et al. Risk of colorectal cancer following colonoscopic polypectomy. Tumori 1999; **85**: 157-162 (コホート)

8) O'Brien MJ, Winawer SJ, Zauber AG, et al. The National Polyp Study. Patient and polyp characteristics associated with high-grade dysplasia in colorectal adenomas. Gastroenterology 1990; **98**: 371-379 (ランダム)

第3章 病態・定義・分類

BQ 3-3

腺腫の癌化に関与する遺伝子は？

回答

● 正常粘膜から腺腫になる際に *APC* 変異が，腺腫のグレードが上昇する際には *KRAS* 変異が，最終的に腺腫が癌になり場合には *TP53* 変異もしくは *DPC4* 変異が関与する.

解説

adenoma-carcinoma sequence は Vogelstein が正常粘膜から大腸腺腫を介して大腸癌にいたる多段階発現の仮説を提唱して以来現在でも通説化している[1〜3]. 本仮説の意義は腺腫から癌になる際の責任遺伝子の異常について明らかにしたことで，この仮説に登場する遺伝子変異は今も大腸癌発生に重要な役割を担っている（ドライバー遺伝子）[4].

本仮説における各遺伝子変異の役割を図 1 に示す. 要約すると正常粘膜から腺腫になる際に *APC* 変異が，腺腫のグレードの上昇（異型が増したり，大きさが増大したりする場合）が起こる場合には *KRAS* 変異が，最終的に腺腫が癌になる場合には *TP53* 変異が関与するというものである. *DPC4/DCC* 変異の腺癌発生への段階については報告者によって異なっており，その意義も不明確であるが，癌化に寄与する遺伝子と考えてよいと思われる[5,6]. *APC* 変異はほとんどの腺腫に認められ（80％以上），その役割は一般には gate keeper 遺伝子とされている[4]. *APC* は Wnt 系シグナルに中核的遺伝子とされ，GSK3β や Axin と複合体を形成して，β catenin の分

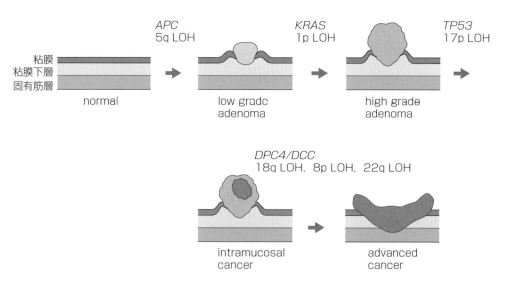

図 1　adenoma-carcinoma sequence 仮説

解を制御している．*APC* 遺伝子に変異が起こると，βcatenin の分解が抑制され核内蓄積が引き起こされる．その結果，TCF/LEF などの転写因子が c-Myc や cyclin D1 などのターゲット遺伝子の転写を活性化する[7]．Wnt 系シグナルには多数の分子が関しており，その多数に DNA メチル化異常が報告されている[7]．*KRAS* の腺腫における役割は種々のものが報告されているが，腺腫のサイズアップ，異型度の上昇，絨毛成分の混在との関連性が指摘されている[8]．*TP53* 変異は腺腫が癌化する際の重要な変異で，*TP53* 変異が癌化を促進していることは明らかである．*TP53* 変異によってゲノムの不安定化が惹起され，chromosomal instability の原因のひとつになっていることも指摘されている[9]．*PIK3CA* 変異も大腸癌のドライバー遺伝子のひとつとして注目されているが，その頻度は少ない[3]．腺腫における変異の役割には明瞭ではないとされる．

文献

1) Vogelstein B, Fearon ER, Hamilton SR, et al. Genetic alterations during colorectal tumor development. N Eng J Med 1988; **319**: 525-532（ケースコントロール）

2) Fearon ER, Vogelstein, B. A genetic model for colorectal tumorigenesis. Cell 1990; **61**: 759-767（ケースコントロール）

3) Hamilton SR, Bosman FT, Boffetta P, et al. Carcinoma of the colon and rectum. In: WHO Classification of Tumours of the Digestive System, International Agency for Research on Cancer, Lyon, 2010: p.134-146

4) Jass JR, Whitehall VL, Young J, et al. Emerging concepts in colorectal neoplasia. Gastroenterology 2002; **123**: 862-876

5) Koyama M, Ito M, Nagai H, et al. Inactivation of both alleles of the DPC4/SMAD4 gene in advanced colorectal cancers: identification of seven novel somatic mutations in tumors from Japanese patients. Mutat Res 1999; **406**: 71-77（ケースコントロール）

6) Miyaki M, Iijima T, Konishi M, et al. Higher frequency of Smad4 gene mutation in human colorectal cancer with distant metastasis. Oncogene 1999; **18**: 3098-3103（ケースコントロール）

7) Segditsas S, Tomlinson I. Colorectal cancer and genetic alterations in the Wnt pathway. Oncogene 2006; **25**: 7531-7537

8) Maltzman T, Knoll K, Martinez ME, et al. Ki-ras proto-oncogene mutations in sporadic colorectal adenomas: relationship to histological and clinical characteristics. Gastroenterology 2001, **121**: 302-309（ケースコントロール）

9) Alberici P, de Pater E, Cardoso J, et al. Aneuploidy arises at early stages of Apc-driven intestinal tumorigenesis and pinpoints conserved chromosomal loci of allelic imbalance between mouse and human. Am J Pathol 2007; **170**: 377-387（ケースコントロール）

第3章　病態・定義・分類

CIMP, MSI phenotype, MSS phenotype とは？

回答

- CIMP (CpG island methylator phenotype) は，CpG 配列のメチル化がゲノムワイドに起きる分子異常を指している．
- MSI (microsatellite instability) phenotype とは腫瘍細胞が MSI を認める分子病型のことを指す．MSS (microsatellite stable) は MSI ではない分子病型をいう．

解説

遺伝子の発現の制御には，プロモーター領域（遺伝子の発現を制御している部分）の CpG 配列のメチル化が重要である．CpG 配列にメチル化が起きるとその遺伝子の転写が抑制される．癌抑制遺伝子の CpG 配列にメチル化が起きると，発癌に促進的に働く．CpG island methylator phenotype（CIMP）は，CpG 配列のメチル化がゲノムワイドに起きる分子異常を指している[1]（実際の臨床検体における CIMP の判定については，文献 1, 2 参照）．DNA メチル化そのものは，大腸癌であれば増殖・分化に関連する遺伝子にしばしば起きるが，CIMP との違いはそれらの場合はゲノムワイドではないことである．すなわち CIMP 陰性ということは，癌細胞内の遺伝子にまったく DNA メチル化がみられない，ということを示しているわけではないことに注意が必要である．CIMP を示す腫瘍は，臨床病理学的にも分子病理学的にも特徴的な所見を呈することが知られており，後述する MSI 型の腫瘍と密接に関連している[1,2]．また CIMP には，MSI 陽性癌と密接に関連するタイプ（CIMP 1）のほかに，KRAS 変異と関連するタイプ（CIMP 2）があることも指摘されている[3]．

microsatellite instability（MSI）はマイクロサテライト領域に起きる遺伝子異常である[1,2]．マイクロサテライトは，1〜5 塩基程度の塩基配列を 1 ユニットとする単純な繰り返し配列のことを指している[1]．MSI 型とは腫瘍細胞が上記の MSI を認める分子病型のことを指す[4]．MSI の判定はベセスダパネルを用いていたが[5]，Pentaplex パネルを用いることが推奨されている[6]．MSI は Lynch 症候群ではミスマッチ修復遺伝子の生殖細胞の変異（MLH1，MSH2，MSH6，PMS2 遺伝子変異が主に報告されている）で，散発性大腸癌においては体細胞の MLH1 遺伝子のメチル化で引き起こされる[7]．散発性 MSI 型腫瘍は，臨床病理学的にも，分子病理学的にも特徴を有している．臨床病理学的には高齢の女性に多く，右側発生の大腸が多い．組織型も特徴的で，粘液癌，髄様癌（低分化腺癌の亜型），鋸歯状腺癌などの組織像を示す[8]．分子病理学的には，BRAF 変異，CIMP などの分子異常を示すことが多い[7]．このように MSI 型腫瘍では CIMP を認めることが多く，両者は互いに関連している[1,2,8]．

一方，microsatellite stable（MSS）は MSI ではない分子病型を指すので，両者の関係は当然排他的関係になる．大腸癌全体の 90％は MSS 型であるので，MSS 型の亜分類が試みられている[9,10]．

▌文献▐

1) Toyota M, Ahuja N, Ohe-Toyota M, et al. CpG island methylator phenotype in colorectal cancer. Proc Natl Acad Sci U S A 1999; **96**: 8681-8686（横断）

2) Yagi K, Takahashi H, Akagi K, et al. Intermediate methylation epigenotype and its correlation to KRAS mutation in conventional colorectal adenoma. Am J Pathol 2012; **180**: 616-625（横断）

3) Shen L, Toyota M, Kondo Y, et al. Integrated genetic and epigenetic analysis identifies three different subclasses of colon cancer. Proc Natl Acad Sci U S A 2007; **104**: 18654-18659（横断）

4) Lengauer C, Kinzler KW, Vogelstein B. Genetic instability in colorectal cancers. Nature 1997; **386**: 623-627（横断）

5) Boland CR, Thibodeau SN, Hamilton SR, et al. A National Cancer Institute Workshop on Microsatellite Instability for cancer detection and familial predisposition: development of international criteria for the determination of microsatellite instability in colorectal cancer. Cancer Res 1998; **58**: 5248-5257（横断）

6) Pagin A, Zerimech F, Leclerc J, et al. Evaluation of a new panel of six mononucleotide repeat markers for the detection of DNA mismatch repair-deficient tumours. Br J Cancer 2013; **108**: 2079-2087（横断）

7) Jass JR, Whitehall VL, Young J, et al. Emerging concepts in colorectal neoplasia. Gastroenterology 2002; **123**: 862-876（横断）

8) Boland CR, Goel A. Microsatellite instability in colorectal cancer. Gastroenterology 2010; **138**: 2073-2087（横断）

9) Cancer Genome Atlas Network. Comprehensive molecular characterization of human colon and rectal cancer. Nature 2012; **487**: 330-337（横断）

10) Sugai T, Takahashi Y, Eizuka M, et al. Molecular profiling and genome-wide analysis based on somatic copy number alterations in advanced colorectal cancers. Mol Carcinog 2018; **57**: 451-461（ケースコントロール）

BQ 3-5

分子生物学的特徴からみた大腸癌の新しい分子異常仮説は？

回答

● 大腸癌は，①TP53 シグナル経路，②Wnt 系シグナル経路，③RAS 系シグナル経路，④TGF-β 経路の 4 つのシグナル経路の異常によって特徴づけられる．最近では common molecular subtype（CMS）や細胞の形質異常の観点からの分類も注目されている．

解説

　大腸癌の分子異常は網羅的な解析が進んでおり，ヒトに発生する癌の分子異常のなかでも最も理解が進んでいる．TCGA（The Cancer Genome Atlas）は大規模なゲノムワイドな分子異常をまとめたもので，大腸癌のみではなく各種の癌の分子異常についても報告されている[1]．TCGA は大腸癌の標準的な分子異常として世界的に利用されている．TCGA では，①TP53 シグナル経路，②Wnt 系シグナル経路，③RAS 系シグナル経路，④TGF-β 経路の 4 つのシグナル経路の異常が大腸癌と密接に関連していることを報告している[1]．

　Guinney らは大腸癌を 4〜5 つのサブタイプに分類した（common molecular subtype：CMS）[2,3]．CMS1 は従来の MSI 型に相当する（14%）．従来の CIN 型を 2〜4 型に分類する．コピー数異常（somatic copy number alteration：SCNA）の観点から SCNA-high（CMS2 37%，CMS4 23%）と SCNA-low（CMS3 13%）に亜分類し，前者はその他の分子異常との関連性からさらに 2 型に亜分類する．CMS2 は Wnt 系シグナル経路と MYC の活性化により特徴づけられるが，CMS4 は TGFβ シグナル異常，EMT に関連する因子，補体の活性化，炎症性因子に関連するマーカーの活性化などと密接に関連している．CMS3 は CIMP-low，KRAS 変異などとの関連性が指摘されている．さらに上記のタイプとの混在型もあるとされる（13%）（表 1）．

表1　Common molecular subtype の特徴

CMS1 MSI Immune	CMS2 Canonical	CMS3 Metabolic	CMS4 Mesenchymal
14%	37%	13%	23%
MSI, CIMP high, hypermutation	SCNA high	Mixed MSI status, SCNA low, CIMP low	SCNA high
BRAF mutations		KRAS mutations	
Immune infiltration and activation	WNT and MYC activation	Metabolic deregulation	Stromal infiltration, TGF β activation, angiogenesis
Worse survival after relapse			Worse relapse-free and overall survival

(Guinney J, et al. Nat Med 2015; 21: 1350-1356 [2] より許諾を得て転載)

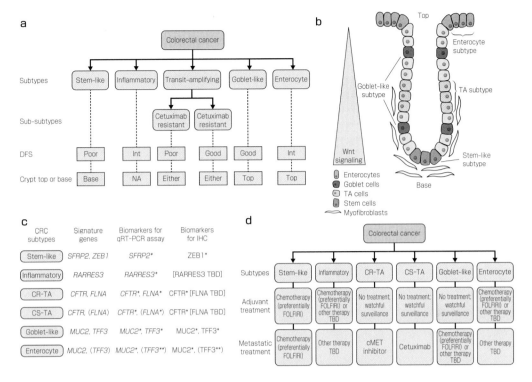

図1 Summary, including clinically deployable markers and potential subtype-guided therapies for CRC

(Sadanandam A, et al. Nat Med 2013; 19: 619-625 [4] より許諾を得て転載)

　CMS分類と予後との関連性も検討されている．CMS4は最も予後が不良とされ，CMS2は再発後の予後は良好の傾向があるという[2,3]．CMS1はMSI型に相当するが，再発後の予後は不良であったとしている[2,3]．MSI型は一般に予後が良好であることは報告されているが[2]，再発後の予後は極めて不良であるのは重要な予後情報として知っておいたほうがよいと思われる（表1）．

　Sadanandamらは大腸陰窩を構成する細胞形質に基づいて，杯細胞型，腸細胞型，幹細胞型，炎症型，transit-amplifying（TA）型の5型に分類した[4]．杯細胞型の同定のためにはMUC2とTrail factor 3（TFF3），腸細胞型のためにはMUC2，幹細胞型のためにはZeb1，炎症型のためにはretinoic acid receptor responder 3（RARRES3），transit-amplifying（TA）型のためにはcystic fibrosis trans-membrane conductance regulator（CFTR）の発現解析が有用とされる[4]．RARRES3は免疫組織化学的に染色することが困難とされていたが，近年免疫染色に利用可能な抗体が市販されている．このように細胞形質に基づいた腫瘍発生仮説はこれまで提唱されていなかったが，本分類の有用性はこれらの形質分類と予後との関連性が明らかにされていることである[4]．杯細胞様型とTA型の予後は良好で，幹細胞様型の予後が不良とされている[4]．炎症型と腸細胞型の中間的な予後と報告されている[4]（図1）．これらの亜型は免疫染色によりおおよそ分類することが可能であるので，今後病理診断においても利用される可能性があると思われる．

■ 文献 ■

1) Cancer Genome Atlas Network. Comprehensive molecular characterization of human colon and rectal cancer. Nature 2012; **487**: 330-337（横断）
2) Guinney J, Dienstmann R, Wang X, et al. The consensus molecular subtypes of colorectal cancer. Nat Med 2015; **21**: 1350-1356（横断）
3) Müller MF, Ibrahim AE, Arends MJ. Molecular pathological classification of colorectal cancer. Virchows Arch 2016; **469**: 125-134（横断）
4) Sadanandam A, Lyssiotis CA, Homicsko K, et al. A colorectal cancer classification system that associates cellular phenotype and responses to therapy. Nat Med 2013; **19**: 619-625（横断）

BQ 3-6

adenoma-carcinoma sequence 説とは？

回答

- adenoma-carcinoma sequence 説は "大腸癌は腺癌を介して発癌する" という仮説である．進行大腸癌を形成する経路はいくつかあるが，現在のところ最も主要な経路とされる．

解説

adenoma-carcinoma sequence 説は "大腸癌は腺腫を介して発癌する" という仮説である[1,2]．大腸癌が腺腫を介する例があることは日常の病理診断をみれば明らかであるが，本邦では腺腫を介さず正常粘膜から直接癌が発生するという *de novo* 癌仮説が有力に主張されている[3]．しかしながら，現在では大腸癌への主経路が adenoma-carcinoma sequence であるということに関してはおおよその理解が得られているものと思われる[4]．Vogelstein によって提唱された adenoma-carcinoma sequence 仮説に基づいた多段階発癌モデルは，正常粘膜から低グレード腺腫になる際に *APC* 遺伝子の変異が，高グレード腺腫になる場合に，*KRAS* 変異が，癌になる場合には *TP53* 遺伝子変異が関与している，という仮説である．腺腫のなかには側方に進展するタイプがあり，本邦では LST（laterally spreading tumor）と呼称されることが多い[5,6]．LST は形態の違いから，LST-G（LST-granular）と LST-NG（LST-non-granular）に大別されるが，両者の違いは形態像に加えて悪性度の違いにあることが指摘されている．一般的には後者のほうの悪性度が高いとされている[5]．分子異常の観点からも両者に違いがあり，LST-G には *KRAS* の変異が高率であることが明らかにされているが[7]，LST-NG には，そのような特徴はないとされる[8]．現在のところ，LST-NG を規定する遺伝子異常については知られてない[8]．

文献

1) Muto T, Bussey HJR, Morson BC. The evolution of cancer of the colon and rectum. Cancer 1975; **36**: 2251-2270（ケースコントロール）
2) Hill MJ, Morson BC, Bussey HJ. Aetiology of adenoma--carcinoma sequence in large bowel. Lancet 1978; **1**: 245-247
3) Kudo S. Endoscopic mucosal resection of flat and depressed types of early colorectal cancer. Endoscopy 1993; **25**: 455-461
4) Jass JR, Whitehall VL, Young J, et al. Emerging concepts in colorectal neoplasia. Gastroenterology 2002; **123**: 862-876
5) Uraoka T, Saito Y, Matsuda T, et al. Endoscopic indications for endoscopic mucosal resection of laterally spreading tumours in the colorectum. Gut 2006; **55**: 1592-1597（ケースコントロール）
6) Tanaka S, Haruma K, Oka S, et al. Clinicopathologic features and endoscopic treatment of superficially spreading colorectal neoplasms larger than 20 mm. Gastrointest Endosc 2001; **54**: 62-66（ケースコントロール）
7) Hiraoka S, Kato J, Tatsukawa M, et al. Laterally spreading type of colorectal adenoma exhibits a unique methylation phenotype and K-ras mutations. Gastroenterology 2006; **131**: 379-389（ケースコントロール）
8) Sugai T, Habano W, Takagi R, et al. Analysis of molecular alterations in laterally spreading tumors of the colorectum. J Gastroenterol 2017; **52**: 715-723（ケースコントロール）

第3章　病態・定義・分類

BQ 3-7

de novo 癌とは？

回答
● 正常の大腸粘膜から直接発癌する癌をいう.

解説

　前駆病変を介するのではなく，正常の大腸粘膜から直接発癌する癌をいう[1~3]. 具体的には正常腺管から直接発癌する像をいうが，実際の症例をみて，*de novo* 癌と確定的に診断することは困難である. *de novo* 癌の定義は，主に①組織表面の断面像の形態から PG (polypoid growth) と NPG (non-polypoid growth) を区別して，NPG 型とされた癌を *de novo* 癌とする考え方[4]，と②大きさから *de novo* 癌を定義する考え方，がある. 後者の場合，微小な大腸癌 (径 10 mm 以下という基準が多い) で，病理組織学的にすべて腺癌で構成されている場合を *de novo* 癌とすることが多い[5]. 報告者によっては表面・陥凹型に限定して使用することもある[6]. このような場合も厳密な意味では，発生初期から癌であったとは断定できないので，*de novo* 癌とはいわず，*de novo* 型癌として区別することもある. *de novo* 癌の候補としては上述したように表面・陥凹型癌を考えることが多い. この癌の特徴は早期に浸潤する悪性度の高い癌[2,3]，とされている.

　de novo 型病変の分子異常については，*TP53* 遺伝子変異が重視されているが[7]，adenoma-carcinoma sequence において重要な役割を担っている *KRAS* 変異は少ないことも明らかになっている[8].

文献

1) Spratt JS Jr, Ackerman LV. Small primary adenocarcinomas of the colon and rectum. JAMA 1962; **179**: 337-346 (ケースシリーズ)
2) Goto H, Oda Y, Murakami Y, et al. Proportion of de novo cancers among colorectal cancers in Japan. Gastroenterology 2006; **131**: 40-46 (コホート)
3) Kudo S. Endoscopic mucosal resection of flat and depressed types of early colorectal cancer. Endoscopy 1993; **25**: 455-461
4) Shimoda T, Ikegami M, Fujisaki J, et al. Early colorectal carcinoma with special reference to its development de novo. Cancer 1989; **64**: 1138-1146 (ケースコントロール)
5) Hornick JL, Farraye FA, Odze RD. Clinicopathologic and immunohistochemical study of small apparently "de novo" colorectal adenocarcinomas. Am J Surg Pathol 2007; **31**: 207-215 (ケースコントロール)
6) Hanski C, Bornhoeft G, Shimoda T, et al. Expression of p53 protein in invasive colorectal carcinomas of different histologic types. Cancer 1992; **70**: 2772-2777 (ケースコントロール)
7) Hasegawa H, Ueda M, Furukawa K, et al. p53 gene mutations in early colorectal carcinoma. De novo vs. adenoma-carcinoma sequence. Int J Cancer 1995; **64**: 47-51 (ケースコントロール)
8) Fujimori T, Satonaka K, Yamamura-Idei Y, et al. Non-involvement of ras mutations in flat colorectal adenomas and carcinomas. Int J Cancer 1994; **57**: 51-55 (ケースコントロール)

PG（polypoid growth），NPG（non-polypoid growth）とは？

回答

● 大腸の粘膜内癌（Tis［M］癌）と粘膜下層浸潤癌（T1［SM］癌）をその表明形態により，癌の浸潤様式を推定するための分類である．

解説

　粘膜内癌と粘膜下浸潤癌はその表面形態により PG（polypoid growth）と NPG（non-polypoid growth）に分類できる[1,2]．下田らは，癌の粘膜部が辺縁正常粘膜より丈が高くなっているものを PG 型とし，癌粘膜分の厚さが辺縁粘膜（多くの場合は過形成性粘膜）と同等かあるいは薄くなっているものを NPG と定義している[3]．また，潰瘍形成をきたし粘膜内病変が消失したものは NPG タイプとする[3]．ここで注意すべきことは，癌の粘膜下層浸潤の面積が極めて多いものの扱いである．この場合表面が潰瘍化し，粘膜病変を脱落させるので浸潤癌の初期粘膜病変の解析は困難になる．粘膜下層浸潤癌の初期病変を推定するためには，癌の粘膜下層浸潤量が少なく，かつ粘膜内病変が残存保持されていることが必要になる[4]．PG 癌は，径 10 mm 以下で粘膜下層浸潤するものが少なく，多くは径 20 mm 以上になって浸潤する癌が多い．一方，NPG は径 5 mm ですでに粘膜下層浸潤がみられ，小さい粘膜の陥凹ないし平坦型病変から早期に高度浸潤する癌であることが多い[4]．また PG 癌の粘膜内全層性占拠率は PG 癌で低く，NPG 癌で高い．したがって，PG とされた病変は腺腫内癌が推定され，NPG 癌の場合は *de novo* 癌由来が推定される[1,2]．

文献

1）Shimoda T, Ikegami M, Fujisaki J, et al. Early colorectal carcinoma with special reference to its development de novo. Cancer 1989; **64**: 1138-1146（ケースコントロール）
2）Ikegami M. A pathological study on colorectal cancer. From de novo carcinoma to advanced carcinoma. Acta Pathol Jpn 1987; **37**: 21-37（ケースコントロール）
3）下田忠和，池上雅博，栗栖義賢，ほか．表面型期限大腸癌の病理学的特徴．胃と腸 1995; **30**: 141-147（ケースコントロール）
4）大野直人，下田忠和．大腸 pm 癌の病理学的検討─進行癌における pm 癌の位置づけ．日本大腸肛門病誌 1993; **46**: 733-739（ケースコントロール）

第3章 病態・定義・分類

serrated pathway とは？

回答

● 鋸歯状病変を特徴づける腫瘍発生経路のひとつで，組織学的には鋸歯状腺管の腺底部の異常走行像，鋸歯状腺管の不規則な分岐，鋸歯状腺管の拡張を組織学的な特徴とする (SSA/P)．①BRAF 変異，②CpG island methylator phenotype (CIMP)，③microsatellite instability (MSI) が関与している．

解説

　鋸歯状経路を構成する病変には過形成性ポリープ (hyperplastic polyp：HP)，traditional serrated adenoma (TSA)，sessile serrated adenoma/polyp (SSA/P) である．SSA/P は新 WHO 分類では sessile serrated lesion (SSL) と記載され[1]，近年欧米では SSL が使用されることも多いが，本ガイドラインでは，「大腸癌取扱い規約 (第9版)」に準じて SSA/P という用語を使用する．giant hyperplastic polyp[2]，variant hyperplastic polyp[1] など多くの類義語がある．いずれもまったくの同義語ではない．混同するので使用すべきではない．

　鋸歯状経路は HP から SSA/P を介して MSI-high 陽性癌にいたる経路と HP から TSA を介して MSS (microsatellite stable) 癌にいたる経路があることが指摘されている[1]．前者には MSS 癌に進展する経路も存在することが明らかにされている．SSA/P の分子異常であるが，①BRAF 変異[1~4]，②CpG island methylator phenotype (CIMP)[3~5]，③MSI の3つが重要である[3,6]．BRAF 変異は HP の段階で，CIMP は SSA/P の段階でみられる．MSI は癌の段階で引き起こされるとされている[6]．SSA/P と MSI-high 陽性大腸癌の間に SSA/P with cytological dysplasia の状態があることが指摘されているが，組織学的には管状腺腫様形態を示すことが多いとされる．MSI はこの段階ですでにみられることがあることが報告されている．SSA/P の癌化率は不明であるが，おおよそ 2~5% 前後と見積もられている[7,8]．一方，TSA には BRAF 変異と KRAS 変異の経路の2つがあることが知られている[1]．両者の質的な差異は明らかにされていない．TSA の癌化率は通常型腺腫のそれと差異がないとされている[8]．

　SSA/P の組織学的診断基準は本邦では大腸癌研究会プロジェクト研究の診断基準が用いられているが (表1)[9]，国際的には WHO の基準を使用することが多い (表2)[1]．組織学的特徴とし

表1　SSA/P の大腸癌研究会における新しい診断基準

1. crypt fission を含む陰窩の分岐像
2. 陰窩の拡張
3. 腺底部の異常拡張像 (boot-shaped crypt, Inverse T, L shape)
○上記項目のなかで2つ以上をもって診断基準を満足したことにする
　各項目を陽性所見とする場合の基準
　10%以上をもって陽性とする

(大腸癌研究会 (編)．大腸癌取扱い規約，第9版，金原出版より引用)

表2　WHO で提案された SSL の診断基準

1. 陰窩の拡張
2. 腺底部の異常拡張像（boot-shaped crypt，Inverse T，L shape）
3. 陰窩における鋸歯状構造
MVHP 成分が病変の 50％以下で，これらの SSL の所見が連続する 2 〜
3 陰窩のみられる場合は，SSL に分類

(Pai RK (Rish) et al. WHO Classification of Tumours of the Digestive System, 5th Ed, International Agency for Research on Cancer, 2019: p.163-169 [1] より引用)

ては，寸胴状，棍棒状，紡錘形拡張の腺管，左右非対称な crypt fission 様の所見，それと関連して増殖領域の不連続性所見（abnormal proliferation）などが組織所見として重要である[9,10]．TSA の組織学的特徴としては，鉛筆状の核と好酸性細胞質で構成される dysplastic cell と芽出像（ectopic crypt foci：ECF），表面の管状絨毛様所見が重要である[1,11]．多くの TSA でポリープ基部に過形成性病変を伴うことが知られている[1,3]．

　鋸歯状経路が関与する大腸癌の頻度は大腸癌全体の 5〜10％ 程度と見積もられているが[2]，特徴的な組織像と分子異常の観点から重視されている．

■文献■

1) Pai RK (Rish), Mäkinen MJ, Rosty C. Colorectal serrated lesions and polyps. WHO Classification of Tumours of the Digestive System, 5th Ed, International Agency for Research on Cancer, Lyon, 2019: p.163-169

2) Tonooka T, Sano Y, Fujii T, et al. Adenocarcinoma in solitary large hyperplastic polyp diagnosed by magnifying colonoscope: report of a case. Dis Colon Rectum 2002; 45: 1407-1411 （ケースシリーズ）

3) Leggett B, Whitehall V. Role of the serrated pathway in colorectal cancer pathogenesis. Gastroenterology 2010; 138: 2088-2100

4) Spring KJ, Zhao ZZ, Karamatic R, et al. High prevalence of sessile serrated adenomas with BRAF mutations: a prospective study of patients undergoing colonoscopy. Gastroenterology 2006; 131: 1400-1407 （ケースコントロール）

5) Kim KM, Lee EJ, Ha S, et al. Molecular features of colorectal hyperplastic polyps and sessile serrated adenoma/polyps from Korea. Am J Surg Pathol 2011; 35: 1274-1286 （ケースコントロール）

6) Gaiser T, Meinhardt S, Hirsch D, et al. Molecular patterns in the evolution of serrated lesion of the colorectum. Int J Cancer 2013; 132: 1800-1810 （ケースコントロール）

7) Lash RH, Genta RM, Schuler CM. Sessile serrated adenomas: prevalence of dysplasia and carcinoma in 2139 patients. J Clin Pathol 2010; 63: 681-686 （ケースコントロール）

8) Erichsen R, Baron JA, Hamilton-Dutoit SJ, et al. Increased Risk of Colorectal Cancer Development Among Patients With Serrated Polyps. Gastroenterology 2016; 150: 895-902 （ケースコントロール）

9) 八尾隆史，菅井　有，岩下明徳，ほか．大腸 SSA/P の病理組織学的特徴と診断基準—大腸癌研究会プロジェクト研究から．胃と腸 2011; 46: 442-448

10) Torlakovic E, Skovlund E, Snover DC, et al. Morphologic reappraisal of serrated colorectal polyps. Am J Surg Pathol 2003; 27: 65-81 （ケースコントロール）

11) Torlakovic EE, Gomez JD, Driman DK, et al. Sessile serrated adenoma (SSA) vs. traditional serrated adenoma (TSA). Am J Surg Pathol 2008; 32: 21-29 （ケースコントロール）

第3章　病態・定義・分類

BQ 3-10

SPS (serrated polyposis syndrome) とは？

回答

● SPS は鋸歯状ポリープが多発する疾患で，明確な遺伝歴はないことが多い．癌の合併は高率で高発癌グループとされている．

解説

serrated polyposis syndrome (SPS) の定義については，①少なくとも直腸より近位に鋸歯状ポリープが5個以上，すべてが径5mm以上で，2個以上が径10mm以上の大きさを有していること，②大きさは問わないが全大腸に鋸歯状ポリープを20個以上を有し，5個以上が直腸より近位に存在すること，のうち，1つ以上の基準を満足していることである[1]．名称も今回の WHO では hyperplastic polyposis より serrated polyposis を用いることを提案している．

これまで報告された SPS の家族歴をみてみると，家族内に SPS がみられた症例はほとんどない．したがって，SPS は遺伝性の疾患ではないが，遺伝性の症例も報告されている[2]．

好発年齢は，50歳代から60歳代とされており，性差は男性に多い（男女比は4：1）[3]．多くの場合は無症状かポリポーシスに直接に関連しない症状で，ポリープそのものの症状は少ない．SPS のポリープは大きいので，出血やイレウス症状を起こす可能性はある．SPS を構成するポリープの肉眼形態も多様で，有茎性から無茎まで，種々のものがみられる．

SPS を構成しているポリープの組織像は多様であることが明らかになってきた．SPS は，①通常の過形成性ポリープ，②鋸歯状腺腫 (serrated adenoma：SA)，③少数の通常型の腺腫 (traditional adenoma：TA)，④sessile serrated polyp (adenoma)(SSP)，⑤large (giant) hyperplastic polyp (LHP)，⑥mixed polyp (MP) の6型のポリープで主に構成されているとされている[4]．SPS の癌の合併は高率である[1]．多数例を扱った報告では，50％以上で，同時性，異時性に癌の合併がみられる．したがって，SPS が大腸癌の高発癌グループであることは間違いない．しかし，SPS と診断された症例を家族性大腸腺腫症のように大腸全摘術の対象にするということについては，現在のところは否定的とされる．SPS における監視対象になる所見は以下のものとされている．①大腸全体に多発しているポリープ，②右側結腸にみられるポリープ，③大きさが10mm を超えているポリープ（LHP と同義ではない．鋸歯状腺腫なども含まれる），④sessile serrated polyp，⑤BRAF, KRAS, 広範なメチル化，MSI (microsatellite instability) などの分子異常がみられるポリープ，などを指標にして大腸内視鏡検査によるサーベイランスを行うことが実際的と思われる[5~8]．最近の報告では RNF43 変異と SPS との関係が注目されている[9]．

文献

1) Rosty C, Brosens LAA, Dekker E, Nagtegaal ID. Serrated polyposis. WHO Classification of Tumours of the Digestive System, 5th Ed, International Agency for Research on Cancer, Lyon, 2019: p.532-534
2) Jeevaratnam P, Cottier DS, Browett PJ, et al. Familial giant hyperplastic polyposis predisposing to colorectal cancer: a new hereditary bowel cancer syndrome. J Pathol 1996; **179**: 20-25 （ケースシリーズ）
3) Jorgensen H, Mogensen AM, Svendsen LB. Hyperplastic polyposis of the large bowel. Three cases and a review of the literature. Scand J Gastroenterol 1996; **31**: 825-830 （ケースシリーズ）

4) Torlakovic E, Snover DC. Serrated adenomatous polyposis in humans. Gastroenterology 1996; **110**: 748-755（ケースコントロール）

5) Snover DC, Jass JR, Fenoglio-Preiser C, et al. Serrated polyps of the large intestine: a morphologic and molecular review of an evolving concept. Am J Clin Pathol 2005; **124**: 380-391

6) Jass JR. Serrated adenoma of the colorectum and the DNA-methylator phenotype. Nat Clin Pract Oncol 2005; 2: 398-405（ケースコントロール）

7) Yano T, Sano Y, Iwasaki J, et al. Distribution and prevalence of colorectal hyperplastic polyps using magnifying pan-mucosal chromoendoscopy and its relationship with synchronous colorectal cancer: prospective study.J Gastroenterol Hepatol 2005; **20**: 1572-1577（ケースコントロール）

8) Huang CS, O'brien MJ, Yang S, et al. Hyperplastic polyps, serrated adenomas, and the serrated polyp neoplasia pathway. Am J Gastroenterol 2004; **99**: 2242-2255

9) Buchanan DD, Clendenning M, Zhuoer L, et al, Lack of evidence for germline RNF43 mutations in patients with serrated polyposis syndrome from a large multinational study. Gut 2017; **66**: 1170-1172（ケースコントロール）

BQ 3-11

大腸癌の肉眼型分類は？

回答

● 0型：表在型，1型：隆起腫瘤型，2型：潰瘍限局型，3型：潰瘍浸潤型，4型：びまん浸潤型，5型：分類不能に分類される．

解説

　大腸癌取扱い規約では，大腸癌の肉眼分類として0～5型までの肉眼型が設けられている[1]．進行癌は胃癌の肉眼形態分類に準じて，Borrmann分類を基にした1～4型，分類不能の病変は5型で示されている．表在型腫瘍は0型（表在型）で示される．表在型大腸腫瘍の肉眼型は日本消化器内視鏡学会の早期胃癌分類に準じ，0-Ⅰ型（隆起型）と0-Ⅱ型（表面型）に分類されるが，さらに0-Ⅰ型は0-Ⅰp（有茎性），0-Ⅰsp（亜有茎性），0-Ⅰs（無茎性）に，Ⅱ型は0-Ⅱa（表面隆起型），0-Ⅱb（表面平坦型），0-Ⅱc（表面陥凹型）に細分類される．

　パリ分類[2]においても，進行癌はtype 1～5の5型のいずれかに分類する．表在型腫瘍と判断される病変はtype 0とし，形状からpolypoid（type 0-Ⅰ）とnon-polypoid（type 0-Ⅱa，Ⅱb，Ⅱc）に分け，さらにtype 0-Ⅰはtype 0-Ⅰp（pedunculated）とtype 0-Ⅰs（sessile）に細分類する．LST（laterally spreading tumor）は，内視鏡分類による肉眼形態分類には含まず，"表層拡大型"という意味のニックネームとして取り扱う[1,3]．また，腺腫性病変の場合も大腸癌に準じる．

文献

1) 大腸癌研究会（編）．大腸癌取扱い規約，第9版，金原出版，東京，2018（ガイドライン）
2) The Paris endoscopic classification of superficial neoplastic lesions: esophagus, stomach, and colon. Gastrointest Endosc 2003; **58**: S3-S43（ガイドライン）
3) Kudo S, Lambert R, Allen JI, et al. Nonpolypoid neoplastic lesions of the colorectal mucosa. Gastrointest Endosc 2008; **68**: S3-S47（横断）

BQ 3-12

大腸 pit pattern 分類とは？

回答

● 拡大内視鏡観察による腺口形態分類である.

解説

　pit pattern 分類は，大腸病変における拡大内視鏡観察による腺口形態分類であり，工藤，鶴田らにより提唱された[1~3]．実体顕微鏡所見と病理組織所見との対比から，当初 I 型から V 型までの 5 つのパターンに分類されたが，その後の臨床病理学的検討により，箱根コンセンサス・ミーティング以降，現在では I 型，II 型，IIIs 型，IIIL 型，IV 型，VI 型，VN 型の 7 つに分類される[4]（図 1）.

　I 型 pit pattern は円形で正常・炎症性病変，II 型は星芒状で過形成病変，IIIs 型は小型類円形，IIIL 型は桿状，IV 型は樹枝状・脳回状でともに大半が腺腫，VI 型 pit pattern は，構造不整を呈し主に高異型度粘膜内癌を反映した VI 軽度不整と T1（SM）高度浸潤癌を反映した VI 高度不整の 2 つに大別される．VN 型 pit pattern は，無構造を呈しそのほとんどが T1（SM）高度浸潤

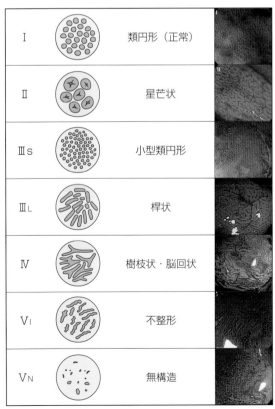

I	類円形（正常）	
IIIs	小型類円形	
IIIL	桿状	
IV	樹枝状・脳回状	
VI	不整形	
VN	無構造	

図 1　大腸 pit pattern 分類

第3章 病態・定義・分類

癌以深である．以上より，内視鏡治療の対象となるのは IIIs 型，IIIL 型，IV 型，VI 軽度不整 pit pattern までの病変であり，VI 高度不整および VN 型 pit pattern は基本的に外科手術が選択される．

文献

1) Kudo S, Hirota S, Nakajima T, et al. Colorectal tumours and pit pattern. J Clin Pathol 1994; **47**: 880-885（横断）
2) Kudo S, Tamura S, Nakajima T, et al. Diagnosis of colorectal tumorous lesions by magnifying endoscopy. Gastrointest Endosc 1996; **44**: 8-14（横断）
3) 河野弘志，鶴田　修，辻　雄一郎，ほか．拡大内視鏡を用いた大腸腫瘍性病変の pit pattern 診断．臨床消化器内科 2003; **18**: 311-318（横断）
4) 工藤進英，倉橋利徳，樫田博史，ほか．大腸腫瘍に対する拡大内視鏡観察と深達度診断—箱根シンポジウムにおける V 型亜分類の合意．胃と腸 2004; **39**: 747-752

LST (laterally spreading tumor) とは？

回答

●最大径 10 mm 以上の表層拡大型大腸腫瘍である.

解説

　最大径 10 mm 以上の表層拡大型大腸腫瘍は LST（laterally spreading tumor；側方発育型腫瘍）と定義される [1,2]. 表面顆粒結節状の LST-G と表面平滑な LST-NG に亜分類され，LST-G は顆粒均一型（homogenous type）と結節混在型（nodular mixed type）に，LST-NG は平坦隆起型（flat elevated type）と全周性に明瞭な境界の追える陥凹面（IIc）を有さず，なだらかな盆状陥凹あるいは全周の追えない不完全な陥凹を有する偽陥凹型（pseudodepressed type）に細分類される（表 1）[1]. LST は肉眼型を示す用語ではない.

表1　subtypes of LST lesions：morphologic classification of LST lesions and their correspondence in the Paris-Japanese classification *

subtypes of LST	classification in type 0
LST granular	
homogenous type	0- IIa
nodular mixed type	0- IIa, 0- Is + IIa, 0- IIa + Is
LST nongranular	
elevated type	0- IIa
pseudodepressed type	0- IIa + IIc, 0- IIc + IIa

*：The term "laterally spreading type (LST)" refers to the lateral growth of lesions at least 10mm in diameter; this is in opposition to traditional polypoid (upward growth) or flat and depressed lesions (downward growth)
(Kudo S, et al. Gastrointest Endosc 2008; 68: S3-S47 [1] より許諾を得て転載)

文献

1) Kudo S, Lambert R, Allen JI, et al. Nonpolypoid neoplastic lesions of the colorectal mucosa. Gastrointest Endosc 2008; **68**: S3-S47
2) 大腸癌研究会（編）. 大腸癌取扱い規約, 第 9 版, 金原出版, 東京, 2018（ガイドライン）

BQ 3-14

advanced neoplasia とは？

回答

● advanced neoplasia とは，浸潤癌，径 10 mm 以上の腺腫，病理組織学的に villous または tubulovillous な成分を有するもの，high grade dysplasia（本邦の粘膜内癌にほぼ相当）を含めた概念である．

解説

　advanced neoplasia とは，浸潤癌に advanced adenoma を包括した概念である[1]．advanced adenoma は，径 10 mm 以上の腺腫，病理組織学的に villous または tubulovillous な成分を有するもの，high grade dysplasia（本邦の粘膜内癌にほぼ相当）と定義される[2]．advanced neoplasia はスクリーニング大腸内視鏡検査を行うにあたり望ましい目標病変とされている．なお，advanced polyp は advanced adenoma と同義に使用されることもある．advanced neoplasia はスクリーニング大腸内視鏡検査を行うにあたり発見目標とすべき病変とされ，内視鏡切除後のサーベイランス間隔を考慮するうえで重要である[3]．

文献

1) Regula J, Rupinski M, Kraszewska E, et al. Colonoscopy in colorectal-cancer screening for detection of advanced neoplasia. N Engl J Med 2006; **355**: 1863-1872（コホート）
2) Winawer SJ, Zauber AG. The advanced adenoma as the primary target of screening. Gastrointest Endosc Clin N Am 2002; **12**: 1-9（コホート）
3) Lieberman DA, Weiss DG, Harford WV, et al. Five-year colon surveillance after screening colonoscopy. Gastroenterology 2007; **133**: 1077-1085（コホート）

第4章
診断

通常内視鏡検査(色素コントラスト法併用法)による大腸上皮性腫瘍の質的診断能は？

回答

● 過形成性ポリープと腺腫の鑑別は，径 5 mm 以下の病変では 75〜88％可能である．腺腫と癌の質的診断は，Tis(M)癌では困難であるが，T1(SM)癌では 75％可能である．

解説

　大腸病変で頻度の高い過形成性病変と腺腫との鑑別では，鶴田ら[1]は，径 5 mm 以下の微小病変においてインジゴカルミン散布を併用した検討では 87.8％可能との報告があるが，斉藤ら[2]は 75％と報告している．

　腺腫と早期癌との鑑別は，表面型腫瘍に比べ隆起型腫瘍の質的診断が困難な病変が多い[3]．隆起型での鑑別のポイントは，大きさ，表面の性状，易出血性，陥凹の有無，光沢などの所見から良悪性を診断できるが，粘膜内癌で focal な癌の場合は鑑別困難なことが多い．しかし，T1(SM)深部まで浸潤するような癌では硬さ，緊満感，凹凸不整，陥凹，表面の粗糙などから鑑別可能である[4,5]．表面型では，表面隆起型は隆起型と同様であるが，表面陥凹型では，硬さ，陥凹の境界が明瞭，陥凹内凹凸不整，病変の厚み[3,4]，領域(境界)の追える面を有する陥凹，辺縁が星芒状不整[6]などの所見から良悪性の鑑別は可能である．また T1(SM)癌では襞集中や，弧の硬化，陥凹部の凹凸，台状挙上[7]，空気変形陰性[8]などが出現してくるので診断に重要な所見となる．しかし，これらの指標を用いても通常観察による T1(SM)癌の正診率は 75％程度との報告がある[9]．

　内視鏡治療を決定するうえで重要となる深達度診断では，隆起型 T1(SM)癌における 1,000 μm 以深の浸潤を反映する有意な内視鏡所見は，緊満感，硬さ，凹凸不整，粘膜表面の粗糙，雛襞集中，引きつれ，弧の硬化．表面型 T1(SM)癌における 1,000 μm 以深の浸潤を反映する有意な内視鏡所見は，硬さ，凹凸不整，陥凹内隆起，陥凹内凹凸，強い発赤，皺襞集中，引きつれ，弧の硬化，台状挙上，空気変形陰性などがあげられている[8]．

文献

1) 鶴田　修，辻雄一郎，河野弘志，ほか．通常内視鏡下 pit 観察による大腸腫瘍・非腫瘍鑑別能の検討—5mm 以下の病変を対象として．胃と腸 1999; **34**: 1613-1622(横断)
2) Saitoh Y, Waxman I, Watari J, et al. Can assessment of the surface structure of diminutive polyps by conventional colonoscopy and chromoendoscopy predict histological findings? A prospective study. Gastrointest Endosc 1999; **49**: 68(コホート)
3) 鶴田　修，有馬信之，佐々木　英，ほか．早期大腸がんの内視鏡診断．MB Gastro 1993; **3**: 63-71(横断)
4) 斉藤裕輔，垂石正樹，小沢賢一郎，ほか．早期大腸がんの内視鏡診断と治療—現状と問題点．Gastroenterological Endoscopy 2008; **50**: 2466-2477(横断)
5) 寺井　毅，荻原達雄．大腸表面型腫瘍の内視鏡診断．医学のあゆみ 1995; **173**: 547-551(横断)
6) 工藤進英，日下尚志，中島孝司，ほか．早期大腸癌の内視鏡診断と治療．外科治療 1993; **69**: 282-288(横断)
7) 帆足俊男，津田純郎，松井敏幸，ほか．内視鏡的切除適応拡大のための大腸 sm 癌の深達度診断—通常内

視鏡の検査の立場から．胃と腸 1999; **34**: 731-736（横断）

8) 田丸弓弦，田中信治，岡 志郎，ほか．早期大腸癌—通常内視鏡による診断．消化器内視鏡 2016; **28**: 445-451（横断）

9) 斉藤裕輔，多田正大，工藤進英，ほか．内視鏡治療の適応決定のための診断基準．大腸疾患 NOW2007，武藤徹一郎（監修），日本メデイカルセンター，東京，2007: p.101-107（コホート）

第4章 診断

色素散布を含む通常内視鏡検査による早期大腸癌の深達度診断能は？

回答

● 早期大腸癌の深達度診断は，腫瘍の全体像，表面性状，腫瘍周囲の性状などの所見から約75%可能である.

解説

　通常観察で早期癌の深達度診断を行うには，観察の手順がある．すなわち管腔を十分伸展させた遠景での全体像の観察，近接して腫瘍の表面の性状などの観察のほか，管腔を縮小させたあとの観察，さらに色素撒布によって表面性状などを十分観察すること，腫瘍表面の性状などの所見から以下に示すような深達度を反映する指標となる所見の有無を読み取ることが重要である．

　隆起型の T1（SM）高度浸潤の所見は，強い発赤，陥凹，緊満感，易出血性，二段隆起[1,2]，表面型では，皺襞集中，緊満感，陥凹部の凹凸，病変の厚み[3,4]，LST（laterally spreading tumor）では緊満感を伴う粗大結節，陥凹，皺襞集中[5,6]などである．また，壁の硬化，台状挙上などの所見も T1（SM）高度浸潤の所見である[7].

　以上のような所見からエキスパート施設での深達度正診率は 75% ほどである[8]．また，内視鏡治療の指標となる T1（SM）浸潤距離 1,000 μm 未満，1,000 μm 以深の正診率は，隆起型 77.8%，表面隆起型 66.7%，表面陥凹型 80.6% と報告されている[6].

文献

1) 有馬信之，豊永　純，鶴田　修，ほか．大腸早期癌の内視鏡的深達度診断．消化器内視鏡 1992; **4**: 1333-1342（横断）

2) Saitoh Y, Obara J, Watari J, et al. Invasion depth diagnosis of depressed type early colorectal cancers by combined use of videoendoscopy and chromoendoscopy. Gastrointest Endosc 1998; **48**: 362-370（横断）

3) 平田一郎，浜本順博，佐々木伸一，ほか．大腸癌深達度診断のための検査法―早期大腸癌深達度診断における内視鏡の有用性と限界．日本大腸検査学会雑誌 2000; **17**: 33-37（横断）

4) 為我井芳郎，工藤進英，小暮悦子，ほか　大腸表面型腫瘍の内視鏡診断―陥凹型早期大腸癌の内視鏡診断と治療．消化器外科 2002; **25**: 1643-1658（横断）

5) 寺井　毅，坂本直人，二瓶英人，ほか．肉眼型による深達度診断（通常内視鏡）―表面隆起型 IIa，LST を中心に．早期大腸癌 1998; **2**: 411-419（横断）

6) 佐藤　龍，斉藤裕輔，渡　二郎，ほか．1,000 μm を読む―通常観察による早期大腸癌の深達度診断―sm2-3 の内視鏡的浸潤所見．消化器内視鏡 2006; **18**: 287-291（横断）

7) 帆足俊男，松井敏幸，津田純郎，ほか．失敗しない大腸 sm 癌の診断―早期大腸癌の内視鏡的深達度診断―m 癌と sm1 癌の鑑別と m，sm1 癌と sm2，sm3 癌の内視鏡的鑑別に関する新たな考え方．消化器内視鏡 1997; **9**: 167-173（横断）

8) 斉藤裕輔，多田正大，工藤進英，ほか．通常内視鏡による大腸 sm 癌垂直浸潤距離 1,000 μm の診断精度と浸潤距離．大腸癌研究会「内視鏡摘除の適応」プロジェクト研究結果報告．胃と腸 2005; **40**: 1855-1858（横断）

BQ 4-3

大腸 T1（SM）高度浸潤癌に特徴的な内視鏡所見は何か？

回答

●隆起型では，緊満感，凹凸不整，病変の崩れ，潰瘍形成，台状挙上，壁の硬化．表面型では，陥凹境界明瞭，陥凹部の凹凸不整，陥凹内隆起，台状挙上，皺襞集中などの所見である．

解説

　T1（SM）高度浸潤の所見としては，隆起型では，緊満感，凹凸不整，病変の崩れ，潰瘍形成，台状挙上，壁の硬化などの所見（図1），表面型では陥凹境界が明瞭で陥凹が深いことや陥凹面が凹凸不整，陥凹内隆起，皺襞集中，台状挙上などが高度浸潤の所見（図2）である[1~3]．また，Ⅰs+Ⅱc と分類される肉眼形態の病変の多くは T1（SM）高度浸潤癌である[4]．

文献

1）　Matsuda T, Para-Blano A, Saitoh Y, et al. Assessment of likelihood of submucosal invasion in non-polypoid colorectal neoplasms. Gastrointest Endosc Clin N Am 2010; **20**: 487-496（横断）
2）　Saitoh Y, Obara T, Watari J, et al. Invasion depth diagnosis of depressed type early colorectal cancers by combined use of videoendoscopy and chromoendoscopy. Gastrointest Endosc 1998; **48**: 362-370（コホート）
3）　斉藤裕輔，多田正大，工藤進英，ほか．通常内視鏡による大腸 sm 癌垂直浸潤距離 1,000 µm の診断精度と浸潤所見．大腸癌研究会「内視鏡摘除の適応」プロジェクト研究班結果報告．胃と腸 2005; **40**: 1855-1858

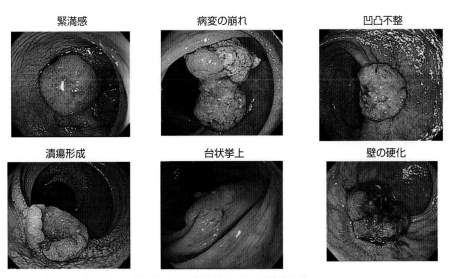

緊満感　　病変の崩れ　　凹凸不整

潰瘍形成　　台状挙上　　壁の硬化

図1　大腸 T1（SM）高度浸潤癌に特徴的な所見（隆起型）

第4章　診断

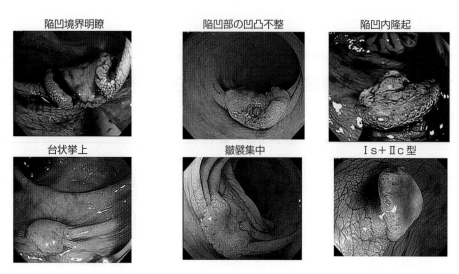

図2　大腸 T1（SM）高度浸潤癌に特徴的な所見（表面型）

（横断）
4）　杉坂宏明，池上雅博，斉藤彰一，ほか．大腸 I s+ II c 型腫瘍の意義．消化器内視鏡 2000; **14**: 1909-1915
（ケースシリーズ）

BQ 4-4

早期大腸癌に対する超音波内視鏡検査 (EUS) の深達度診断能は？

回答

● 内視鏡切除か，外科手術かという治療法選択のための深達度正診率は76〜93％と報告されている．

解説

内視鏡検査と EUS (endoscopic ultrasonography) の深達度診断能に関するいくつかのケースコントロール研究[1]，コホート研究[2]，非ランダム化比較試験[3,4]，およびびメタアナリシス[5,6]の結果から，早期大腸癌を含む大腸ポリープの深達度診断およびリンパ節転移の診断に EUS の併用は有用である．特に，T1(SM)癌を疑う病変において，EUS の併用は，内視鏡切除か，外科手術かという治療法選択のための深達度診断において，色素散布や拡大観察併用内視鏡検査と同等に有用である．その深達度正診率は 76〜93％と報告されている[1~6]．低エコーを呈する癌浸潤が，高エコー層を呈する T1(SM) 層への浸潤の度合いから深達度診断を行い，癌浸潤が T1(SM) 浅層までにとどまる場合は内視鏡切除を考慮し，癌浸潤が T1(SM) 中層以深へ浸潤する場合は外科手術を考慮する[1~6]．

しかし，病変の描出不能例が全体の 10％程度に認められ，また，深部減衰や粘膜下層の線維

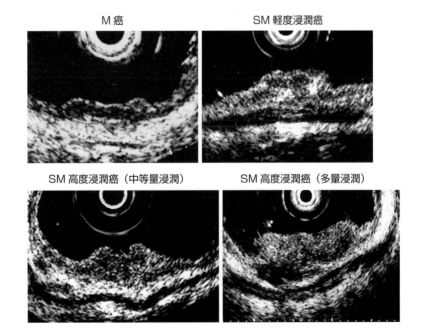

M 癌 　　　　　　　 SM 軽度浸潤癌

SM 高度浸潤癌 (中等量浸潤) 　　　 SM 高度浸潤癌 (多量浸潤)

図1 各深達度における早期大腸癌の EUS 像

第4章 診断

化，リンパ濾胞の存在などにより，EUSによる深達度診断能は低下する[1,2]．

また，専用機器の購入にコストを必要とし，検査による保険点数上も収益性が低いため，広く普及することは困難と考える．

以下に各深達度における早期大腸癌のEUS像を提示する（図1）．

■ 文献 ■

1) Mukae M, Kobayashi K, Sada M, et al. Diagnostic performance of EUS for evaluating the invasion depth of early colorectal cancers. Gastrointest Endosc 2015; **81**: 682-690（ケースコントロール）

2) Saitoh Y, Obara T, Einami K, et al. Efficacy of high-frequency ultrasound probes for the preoperative staging of invasion depth in flat and depressed colorectal tumors. Gastrointest Endosc 1996; **44**: 34-39（コホート）

3) Hurlstone DP, Brown S, Cross SS, et al. High magnification chromoscopic colonoscopy or high frequency 20 MHz mini probe endoscopic ultrasound staging for early colorectal neoplasia: a comparative prospective analysis. Gut 2005; **54**: 1585-1589（非ランダム）

4) Yamada T, Shimura T, Ebi M, et al. Chromoendoscopy with Endoscopic Ultrasonography for Stage Diagnosis of Early Stage Colorectal Cancer. PLoS One 2015; **10**: e0134942（非ランダム）

5) Puli SR, Bechtold ML, Reddy JB, et al. Can endoscopic ultrasound predict early rectal cancers that can be resected endoscopically? A meta-analysis and systematic review. Dig Dis Sci 2010; **55**: 1221-1229（メタ）

6) Malmstrøm ML, S ftoiu A, Vilmann P, et al. Endoscopic ultrasound for staging of colonic cancer proximal to the rectum: A systematic review and meta-analysis. Endosc Ultrasound 2016; **5**: 307-314（メタ）

BQ **4-5**

早期大腸癌に対する注腸造影検査の深達度診断能は？

回答

● 内視鏡切除か，外科手術かという治療法選択のための深達度正診率は 72～85％と報告されている．

解説

　エビデンスレベルは高くはないものの，本邦では注腸X線造影検査は早期大腸癌の深達度診断において，これまでの注腸X線造影検査施行の長い歴史から，施行法，読影法が確立しており，低コストで施行可能である．大腸内視鏡検査の深部挿入不能例や大腸内視鏡検査のみで深達度診断が困難な病変では注腸X線造影検査を併用も考慮して内視鏡切除，または外科手術の適応かを決定する[1~4]．その深達度正診率は 72～85％と報告されている[1,2]．深達度診断に有用な所見としては，側面像における弧状変形[3]や画然とした硬化像[4]，正面像では隆起型癌においては，陥凹あり，雛襞集中像あり，表面型においては雛襞集中像あり，深い陥凹，陥凹底の凹凸[1,4]

側面の弧状変形

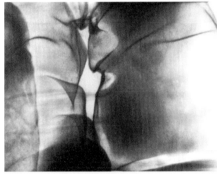

雛襞集中

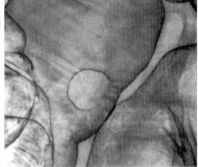

深い，凹凸を有する陥凹

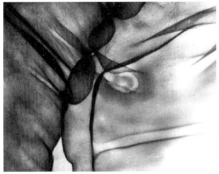

陥凹を有する隆起性病変

図1　SM高度浸潤を示唆する代表的なX線造影所見

第4章　診断

が外科手術を考慮する有用な所見である．上述した所見がいずれも認められない場合は内視鏡切除を考慮する[4]．

　以下の T1（SM）高度浸潤癌を示唆する代表的な X 線造影所見を示す（図 1）．

文献

1） Watari J, Saitoh Y, Obara T, et al. Early nonpolypoid colorectal cancer: radiographic diagnosis of depth of invasion. Radiology 1997; **205**: 67-74（横断）

2） 斉藤裕輔，富永素矢，垂石正樹，ほか．早期大腸癌の精密画像診断―1）注腸 X 線診断．胃と腸 2010; **48**: 784-799（横断）

3） 牛尾恭輔，後藤裕夫，村松幸男，ほか．消化管癌の X 線診断における側面像の意義―二重造影像による深達度診断．胃と腸 1986; **21**: 27-41（横断）

4） 帆足俊男，八尾恒良，渕上忠彦，ほか．早期大腸癌における X 線学的および内視鏡学的深達度診断の研究．胃と腸 1997; **32**: 1651-1662（横断）

BQ 4-6　　　　　　　　　　　(1) 腫瘍の質的診断（組織型・深達度）

早期大腸癌の内視鏡的深達度診断法のストラテジーは？

回答

●通常内視鏡観察（色素内視鏡観察を含む）を基本とし，必要に応じて拡大内視鏡観察（色素あるいは画像強調）やEUSを加えて総合的に行う．

解説

　通常およびインジゴカルミン撒布下の色素観察により，色調，表面性状，病変の立ち上がり粘膜の性状，緊満所見，雛襞集中，陥凹の有無などを参考にすることでT1（SM）高度浸潤癌の診断が可能である[1~3]．また，V_N型pit patternを指標とした色素拡大観察[4]，NBI，BLIなどの画像強調拡大観察[5~7]，EUS[8,9]がT1（SM）高度浸潤癌の診断に有用なことが報告されている．これら複数のモダリティーを組み合わせることで精度の高い深達度診断が可能である．

文献

1) Matsuda T, Para-Blano A, Saitoh Y, et al. Assessment of likelihood of submucosal invasion in non-polypoid colorectal neoplasms. Gastrointest Endosc Clin N Am 2010; **20**: 487-496

2) Saitoh Y, Obara T, Watari J, et al. Invasion depth diagnosis of depressed type early colorectal cancers by combined use of videoendoscopy and chromoendoscopy. Gastrointest Endosc 1998; **48**: 362-370（横断）

3) 斉藤裕輔，多田正大，工藤進英，ほか．通常内視鏡による大腸sm癌垂直浸潤距離1,000μmの診断精度と浸潤所見．大腸癌研究会「内視鏡摘除の適応」プロジェクト研究班結果報告．胃と腸 2005; **40**: 1855-1858（横断）

4) Kudo S, Rubio CA, Teixeira CR, et al. Pit pattern in colorectal neoplasia: endoscopic magnifying view. Endoscopy 2001; **33**: 367-373（横断）

5) Sano Y, Tanaka S, Kudo SE, et al. NBI magnifying endoscopic classification of colorectal tumors proposed by the Japan NBI Expert Team (JNET). Dig Endosc 2016; **28**: 526-533（横断）

6) Sumimoto K, Tanaka S, Shigita K, et al. Clinical impact and characteristics of the NBI magnifying endoscopic classification of colorectal tumors proposed by the Japan NBI Expert Team (JNET). Gastrointest Endosc 2017; **85**: 816-821（横断）

7) Yoshida N, Hisabe T, Inada Y, et al. The ability of a novel blue laser imaging system for the diagnosis of invasion depth of colorectal neoplasms. J Gastroenterol 2014; **49**: 73-80（横断）

8) Saitoh Y, Obara T, Einami K, et al. Efficacy of high-frequency ultrasound probes for the preoperative staging of invasion depth in flat and depressed colorectal tumors. Gastrointest Endosc 1996; **44**: 34-39（横断）

9) Puli SR, Bechtold ML, Reddy JB, et al. Can endoscopic ultrasound predict early rectal cancers that can beresected endoscopically? a meta-analysis and systematic review. Dig Dis Sci 2010; **55**: 1221-1229（メタ）

第4章　診断

拡大内視鏡検査は大腸病変の質的診断に有用か？

推 奨

● 通常・色素内視鏡検査よりも質的診断に有用であり，拡大内視鏡の使用を提案
する．　　　　　　【推奨の強さ：**弱**（合意率 100%），エビデンスレベル：**C**】

解説

　大腸病変に対する質的診断では，通常内視鏡観察に拡大観察（pit pattern 診断）を加えること
により，その感度・特異度・正診率が向上する[1~5]．通常観察および色素観察と拡大内視鏡観察
との診断精度に関するレビューにより[6]，質的診断における拡大内視鏡観察の正診率・感度・特
異度・陽性的中率・陰性的中率は，いずれも通常観察・色素内視鏡観察に比し，約5〜10％の
向上効果が期待できる．

文献

1) Kudo S, Tamura S, Nakajima T, et al. Diagnosis of colorectal tumorous lesions by magnifying endoscopy.
Gastrointest Endosc 1996; **44**: 8-14（横断）
2) Togashi K, Konishi F, Ishizuka T, et al. Efficacy of magnifying endoscopy in the differential diagnosis of
neoplastic and non-neoplastic polyps of the large bowel. Dis Colon Rectum 1999; **42**: 1602-1608（横断）
3) Kudo S, Rubio CA, Teixeira CR, et al. Pit pattern in colorectal neoplasia: endoscopic magnifying view.
Endoscopy 2001; **33**: 367-373（横断）
4) Tung SY, Wu CS, Su MY. Magnifying colonoscopy in differentiating neoplastic from nonneoplastic col-
orectal lesions. Am J Gastroenterol 2001; **96**: 2628-2632（横断）
5) Konishi K, Kaneko K, Kurahashi T, et al. A comparison of magnifying and nonmagnifying colonoscopy
for diagnosis of colorectal polyps: A prospective study. Gastrointest Endosc 2003; **57**: 48-53（ランダム）
6) Kato S, Fu KI, Sano Y, et al. Magnifying colonoscopy as a non-biopsy technique for differential diagnosis
of non-neoplastic and neoplastic lesions. World J Gastroenterol 2006; **12**: 1416-1420（横断）

CQ 4-2

拡大内視鏡検査は早期大腸癌の深達度診断に有用か？

推奨

● 色素拡大観察は早期大腸癌の深達度診断に有用であり，拡大内視鏡の使用を提案する．　　　【推奨の強さ：**弱**（合意率 100%），エビデンスレベル：**C**】

解説

　早期大腸癌に対する深達度診断では，通常内視鏡観察に色素拡大観察（pit pattern 診断）を加えることで，報告によりその程度は異なるものの感度・特異度・正診率は向上する[1~14]．色素拡大内視鏡観察にて深達度診断を行う際には，色素撒布後に pit pattern を観察するが，インジゴカルミン色素撒布下の拡大観察だけでは不十分な場合もあり（特に Ⅲs 型，Ⅴ型 pit pattern），クリスタルバイオレット染色下の pit pattern 診断が推奨される．また，病変の肉眼形態によりその診断の精度は異なり，平坦陥凹型に比し隆起型では正診率が低下する傾向がみられるため，隆起型病変については通常観察所見を加味した総合診断が必要となる場合がある[12~14]．

文献

1) Kudo S, Tamura S, Nakajima T, et al. Diagnosis of colorectal tumorous lesions by magnifying endoscopy. Gastrointest Endosc 1996; **44**: 8-14（横断）
2) Kawano H, Tsuruta O, Ikeda H, et al. Diagnosis of the level of depth in superficial depressed-type colorectal tumors in terms of stereomicroscopic pit patterns. Int J Oncol 1998; **12**: 769-775（横断）
3) 山野泰穂，工藤進英，今井　靖，ほか．拡大内視鏡による早期大腸癌の深達度診断．胃と腸 2001; **36**: 759-768（横断）
4) Fujii T, Hasegawa RT, Saitoh Y, et al. Chromoscopy during colonoscopy. Endoscopy 2001; **33**: 1036-1041
5) Kato S, Fujii T, Koba I, et al. Assessment of colorectal lesions using magnifying colonoscopy and mucosal dye spraying: can significant lesions be distinguished? Endoscopy 2001; **33**: 306-310（横断）
6) Tanaka S, Nagata S, Oka S, et al. Determining depth of invasion by ⅤN pit pattern analysis in submucosal colorectal carcinoma. Oncol Rep 2002; **9**: 1005-1008（横断）
7) 工藤進英，倉橋利徳，樫田博史，ほか．大腸腫瘍に対する拡大内視鏡観察と深達度診断―箱根シンポジウムにおける Ⅴ型亜分類の合意．胃と腸 2004; **39**: 747-752
8) Ohta A, Tominaga K, Sakai Y. Efficacy of magnifying colonoscopy for the diagnosis of colorectal neoplasia: Comparison with histopathological findings. Dig Endosc 2004; **16**: 308-314（横断）
9) Tanaka S, Kaltenbach T, Chayama K, et al. High-magnification colonoscopy (with videos). Gastrointest Endosc 2006; **64**: 604-613
10) Kanao H, Tanaka S, Oka S, et al. Clinical significance of type Ⅴ(I) pit pattern subclassification in determining the depth of invasion of colorectal neoplasms. World J Gastroenterol 2008; **14**: 211-217（横断）
11) Tobaru T, Mitsuyama K, Tsuruta O, et al. Sub-classification of type Ⅵ pit patterns in colorectal tumors: relation to the depth of tumor invasion. Int J Oncol 2008; **33**: 503-508（横断）
12) Matsuda T, Fujii T, Saito Y, et al. Efficacy of the invasive/non-invasive pattern by magnifying chromoendoscopy to estimate the depth of invasion of early colorectal neoplasms. Am J Gastroenterol 2008; **103**: 2700-2706（横断）
13) Ikehara H, Saito Y, Matsuda T, et al. Diagnosis of depth of invasion for early colorectal cancer using magnifying colonoscopy. J Gastroenterol Hepatol 2010; **25**: 905-912（横断）
14) Kobayashi Y, Kudo SE, Miyachi H, et al. Clinical usefulness of pit patterns for detecting colonic lesions requiring surgical treatment. Int J Colorectal Dis 2011; **26**: 1531-1540（横断）

第4章　診断

画像強調観察を併用した拡大内視鏡検査は大腸腫瘍の組織診断および深達度診断に有用か？

推奨

● 有用であり，画像強調観察を併用した拡大内視鏡検査を提案する.

【推奨の強さ：弱（合意率 100%），エビデンスレベル：C】

解説

　NBI 拡大観察では腫瘍表面の微小血管（vessel pattern）と表面構造（surface pattern）を診断指標とした The Japan NBI Expert Team（JNET）分類が使用される[1,2]（表 1）．予測組織型として，Type 1 は過形成または sessile serrated polyp，Type 2A は腺腫〜低異型度粘膜内癌，Type 2B は高異型度粘膜内癌/T1（SM）軽度浸潤癌，Type 3 は T1（SM）高度浸潤癌の指標とされる[1~3].

　各 Type 別の予測組織型に対する診断能は，Type 1 で正診率 99.3%，感度 87.5%，特異度 99.9%，Type 2A で正診率 77.1%，感度 74.3%，特異度 92.7%，Type 2B で正診率 78.1%，感度 61.9%，特異度 82.8%，Type 3 で正診率 96.6%，感度 55.4%，特異度 99.8%と報告されている[4].BLI 併用観察でも組織診断および深達度診断に有用なことが報告されている[5].

表1　JNET 大腸拡大 NBI 分類

	Type 1	Type 2A	Type 2B	Type 3
vessel pattern	認識不可[※1]	口径整 均一な分布（網目，らせん状）[※2]	口径不同 不均一な分布	疎血管領域 太い血管の途絶
surface pattern	規則的な黒色または白色点 周囲の正常粘膜に類似	整（管状, 樹枝状, 乳頭状）	不整または不明瞭	無構造領域
予想組織型	過形成 /SSP	腺腫〜低異型度癌（Tis）	高異型度癌（Tis/T1a）[※3]	高異型度癌（T1b 〜）

※1：認識可能な場合，周囲正常粘膜と同一径.
※2：陥凹型においては，微細血管が点状に分布されることが多く，整った網目・らせん状の血管が観察されないことがある.
※3：T1b が含まれることもある.
(Sano Y et al. Dig Endosc 2016; 18: 526-533[1] より引用)

文献

1) Sano Y, Tanaka S, Kudo SE, et al. NBI magnifying endoscopic classification of colorectal tumors proposed by the Japan NBI Expert Team (JNET). Dig Endosc 2016; **28**: 526-533（横断）
2) 佐野　寧，田中信治，工藤進英，ほか. The Japan NBI Expert Team（JNET）大腸拡大 Narrow Band Imaging（NBI）分類. Intestine 2015; **3**: 5-13（横断）
3) Iwatate M, Sano Y, Tanaka S, et al. Validation study for development of the Japan NBI Expert Team classification of colorectal lesions. Dig Endosc 2018; **30**: 642-651（横断）

4）　Sumimoto K, Tanaka S, Shigita K, et al. Clinical impact and characteristics of the NBI magnifying endo-scopic classification of colorectal tumors proposed by the Japan NBI Expert Team (JNET). Gastrointest Endosc 2017; **85**: 816-821（横断）

5）　Yoshida N, Hisabe T, Inada Y, et al. The ability of a novel blue laser imaging system for the diagnosis of invasion depth of colorectal neoplasms. J Gastroenterol 2014; **49**: 73-80（横断）

第4章　診断

大腸ポリープの病理診断について注意すべきことは？

回答

● 内視鏡切除後は，速やかに10％緩衝ホルマリンで固定する．ポリープはそのまま固定してもよいが，表面型病変の場合は平坦なコルクや発泡スチロールの板の上で軽く引き伸ばし，ピンで止めてから固定することが重要である．ポリープは有茎性と無茎性および表面型に分けて標本作製を行う．各標本の間隔は3mm間隔で切り出す．

解説

大腸ポリープの病理診断には，部位，大きさ，肉眼型，組織診断名を記載する（大腸癌取扱い規約，第9版[1]）．摘出されたポリープは10％緩衝ホルマリン（もしくは緩衝ホルマリン）で固定する．ポリープの場合には有茎性と無茎性では標本作製の方法が異なるので，各々下記の要領で標本作製を行う．有茎性病変で茎幅が3mm以上の病変：茎の中心部分から1mmずらして，3mm間隔で切り出す；有茎性病変で茎幅が3mm未満の病変：茎は切り出させずに，茎全体が含まれる標本を作製し，粗削りで関心領域を消失しないよう注意して薄切を行う．その際，茎の中心が出るように留意する．一方，無茎性もしくは表面型の場合には，断端での腫瘍の有無が十分に検討できるように3mm間隔で標本作製を行う[2]．可能であれば，クリスタルバイオレットなどで染色をして実体顕微鏡観察を行い，術者の関心領域を認識したうえで割を入れることが望ましい．組織標本の染色はHE染色で十分であるが，癌が観察された場合は，リンパ管侵襲像のためにD2-40染色を，静脈侵襲像のために弾性線維染色を行うことが推奨される[3]．また，粘膜下層浸潤が示唆される場合には粘膜筋板同定のためにデスミン染色が有用である．

文献

1) 味岡洋一，渡邉英伸，横山純二，ほか．大腸表面型腫瘍の診断と治療—病理組織学的評価における問題点—腫瘍局所遺残の判定，sm癌のおけるリンパ節転移（微小転移を含む）の評価について．消化器外科 2002; 25: 1683-1690
2) 大腸癌研究会（編）．大腸癌取扱い規約，第9版，金原出版，東京，2018
3) 大倉康男．切除標本の取り扱いと根治度判定のポイント．Intestine 2010; 14: 197-202

BQ 4-8

大腸癌の組織分類とは？

回答

● 本邦における大腸癌の組織分類は腫瘍の分化度に基づいて，乳頭腺癌，管状腺癌 (高分化，中分化)，低分化腺癌，粘液癌，印環細胞癌，髄様癌，その他に分類されている.

解説

大腸癌取扱い規約における組織分類（以下，規約分類）を表 1 にあげる．本邦における大腸癌の腺癌の分類は分化の程度に基づいて，乳頭状腺癌，管状腺癌（高分化腺癌，中分化腺癌），低分化腺癌に分類されている（大腸癌取扱い規約，第 9 版[1]）．低分化腺癌はさらに充実型，非充実型に亜分類される．これに粘液癌，印環細胞癌，髄様癌も加えている．腺癌以外の悪性上皮性腫瘍としてその他，腺扁平上皮癌，扁平上皮癌，内分泌細胞癌を含めている．

2010 年に改訂された WHO では，このような分化に基づいた分類は行われていない[2]（表 2）．WHO では（通常の）腺癌と他の亜型（特殊型）に 2 分類し，後者を 6 型に亜分類している．臨床病理学的，分子病理学的に異なった特徴を有していなければ，分類する必要がないという考え方に基づいているものと思われる．大腸癌のほとんどは，高分化，中分化腺癌であるから，WHO の分類ではほとんどの大腸癌では，単に腺癌とのみ分類されることになる．

腺癌の特殊型では，本邦で取り上げられていない組織型も独立して採用されている．cribriform comedo-type adenocarcinoma は乳癌における組織型と類似する像を示す組織型で，極めてまれとされる[3]．取扱い規約では中分化腺癌に分類されると思われる．

表 1　大腸癌の組織型分類

```
1. 腺癌　Adenocarcinoma
    1.1. 乳頭腺癌　Papillary adenocarcinoma (pap)
    1.2. 管状腺癌　Tubular adenocarcinoma (tub)
        1.2.1. 高分化　Well differentiated type (tub1)
        1.2.2. 中分化　Moderately differentiated type (tub2)
    1.3. 低分化腺癌　Poorly differentiated adenocarcinoma (por)
        1.3.1. 充実型　Solid type (por1)
        1.3.2. 非充実型　Non-solid type (por2)
    1.4. 粘液癌　Mucinous adenocarcinoma (muc)
    1.5. 印環細胞癌　Signet-ring cell carcinoma (sig)
    1.6. 髄様癌　Medullary carcinoma (med)
2. 腺扁平上皮癌　Adenosquamous carcinoma (asc)
3. 扁平上皮癌　Squamous cell carcinoma (scc)
4. カルチノイド腫瘍　Carcinoid tumor
5. 内分泌細胞癌　Endocrine cell carcinoma
6. その他　Miscellaneous histological types of malignant epithelial tumors
```

（大腸癌研究会（編）．大腸癌取扱い規約，第 9 版，金原出版，2018: p.28-29 [1] より許諾を得て転載）

第 4 章　診断

表2　WHO の大腸癌の組織分類

Adenocarcinoma
　　　Cribriform comedo-type adenocarcinoma
　　　Medullary carcinoma
　　　Micropapillay carcinoma
　　　Mucinous adenocarcinoma
　　　Serrated adenocarcinoma
　　　Signet ring cell carcinoma
Adenosquamous carcinoma
Spindle cell carcinoma
Squamous cell carcinoma
Undiffentiated carcinoma

(WHO Classification of Tumours of the Digestive System, 4th Ed, 2010 [2] より引用)

medullary carcinoma は日本名では髄様癌といわれる組織型で，高齢者の女性で，右側優位に発生するとされる[4]．組織学的には核小体の目立つ空胞状の核と好酸性の細胞質を有する腫瘍細胞が充実性に増殖を示すことが特徴的とされる[4]．しばしば腫瘍内にリンパ球浸潤がみられる[4]．

micropapillary carcinoma は，乳癌で確立した概念で，乳癌では予後も不良とされている．大腸癌では通常型の腺癌内にみられることが多く，乳癌と同様の特徴を有しているかはまだ明らかではない[5,6]．規約分類では，コンセンサスはないが，乳頭状腺癌に分類されるものと思われる．粘液癌は，全体の 50％以上を粘液癌成分が占める癌に適応されるが[1]，本邦の取扱い規約に記載されている粘液癌の概念と同様である．通常型の腺癌を含むことも多く，後述の印環細胞癌を合併することもある．

鋸歯状腺癌は，腺腔が鋸歯状を呈することが特徴である．右側に好発し，女性に多いとされる[7]．取扱い規約では乳頭状腺癌もしくは管状腺癌に分類されるとされている．印環細胞癌は胃癌の印環細胞と同様の形態を示す[8]．腫瘍全体の 50％以上を印環細胞癌が占める場合に用いるとされ，取扱い規約における概念と差異はない．

文献

1) 大腸癌研究会（編）．大腸癌取扱い規約，第9版，金原出版，東京，2018
2) Hamilton SR, Bosman FT, Boffetta, et al. Carcinoma of the colon and rectum. In: WHO Classification of Tumours of the Digestive System, 4th Ed, Bosman FT, Carneiro F, Hruban RH, et al (eds), IARC Press, Lyon, 2010: p.134-136
3) Chirieac LR, Shen L, Catalano PJ, et al. Phenotype of microsatellite-stable colorectal carcinomas with CpG island methylation. Am J Surg Pathol 2005; **29**: 429-436（ケースコントロール）
4) Rüschoff J, Dietmaier W, Lüttges J, et al. Poorly differentiated colonic adenocarcinoma, medullary type: clinical, phenotypic, and molecular characteristics. Am J Pathol 1997; **150**: 1815-1825（ケースコントロール）
5) Hisamori S, Nagayama S, Kita S, et al. Rapid progression of submucosal invasive micropapillary carcinoma of the colon in progressive systemic sclerosis: report of a case. Jpn J Clin Oncol 2009; **39**: 399-405（ケースシリーズ）
6) Kuroda N, Oonishi K, Ohara M, et al. Invasive micropapillary carcinoma of the colon: an immunohistochemical study. Med Mol Morphol 2007; **40**: 226-230（ケースコントロール）
7) Jass JR. Classification of colorectal cancer based on correlation of clinical, morphological and molecular features. Histopathology 2007; **50**: 113-130（横断）
8) Greenson JK, Huang SC, Herron C, et al. Pathologic predictors of microsatellite instability in colorectal cancer. Am J Surg Pathol 2009; **33**: 126-133（ケースコントロール）

BQ 4-9

WHO 分類で提唱されている内分泌腫瘍の組織分類は？

回答

● 内分泌腫瘍は，神経内分泌腫瘍（neuroendocrine tumor：NET）と神経内分泌癌（neuroendocrine carcinoma：NEC）に大きく分類されている．NET は腫瘍の組織像と増殖能（分裂像と Ki-67 の陽性細胞率）の観点から NET G1，NET G2 および NET G3 に分類した．

解説

2010 年に出版された WHO のテキストにおいて，新しい消化器内分泌細胞に対する腫瘍の分類が提案された（以下，WHO 分類 2010）[1]．神経内分泌細胞に由来する腫瘍は，神経内分泌腫瘍（neuroendocrine tumor：NET）と神経内分泌癌（neuroendocrine carcinoma：NEC）に大きく分類される．

この分類の特徴は NET を腫瘍の組織像と増殖能（分裂と Ki-67 の陽性細胞率）の観点から NET G1，NET G2 および NET G3 に分類し，さらに NEC との違いを明瞭にしたうえで予後との関連性を明らかにしたことである[1]．さらに 2019 年に改定された WHO 分類 2019（第 5 版）では NET G1 の Ki-67 index が 2%以下から 3%未満に変更された[2]（表 1）．従来用いられてきたカルチノイドは G1 に分類されることになるが，G2 が従来の分類のどこに該当するかは明瞭ではない．一般的には atypical carcinoid に相当するとされることが多いが，WHO 分類で G2 の存在を明らかにしたことに意義がある．G3 については，WHO 分類 2010 では NEC と同視できるのか，そうではないのか議論され，NEC と G3 の違いが曖昧であったが，WHO 分類 2019 では組織所見から NEC としては典型的ではないが，分裂像が高度な NET 様病変に用いることになった[2]．WHO 分類においては，NEC は組織学的には小細胞癌（SCNEC），大細胞型 NEC（LCNEC）に分

表 1　消化管における神経内分泌腫瘍の WHO 分類とグレードの評価基準

WHO 分類	分化度	グレード	核分裂像の比率 (mitoses/2 mm²)	Ki-67 指数
神経内分泌腫瘍，G1	高分化	低	< 2	< 3%
神経内分泌腫瘍，G2		中等度	2〜20	3〜20%
神経内分泌腫瘍，G3		高	> 20	> 20%
小細胞型神経内分泌癌（SCNEC）	低分化	高	> 20	> 20%
大細胞型神経内分泌癌（LCNEC）		高	> 20	> 20%
混合型神経内分泌 - 非神経内分泌腫瘍（MiNEN）	高もしくは低分化	様々	様々	様々

SCNEC：small cell neuroendocrine carcinoma, LCNEC：large cell neuroendocrine carcinoma, MiNEN：mixed neuroendocrine-non-neuroendocrine neoplasm
（WHO Classification of Tumours of the Digestive System, 5th Ed, Vol.1, World Health Organization, 2019 [2] より引用）

類される．一方，取扱い規約では，分類としては内分泌細胞癌のみで小細胞癌，大細胞癌の区別は行われていない（大腸癌取扱い規約，第9版[3]）．しかし，本文の説明には両者についての記載があるのでWHO分類と取扱い規約の間における組織学的な違いはないと思われる．NECは腺癌もしくは腺腫成分を含むことが通常で（肛門部では扁平上皮癌を含むことがまれにある），その由来は腺形成性腫瘍と考えられている[2]．NET由来のNECは極めてまれとされている．

　WHO分類でのもうひとつの大きな特徴としてMANEC（mixed adenoneuroendocrine carcinoma）の概念の導入があった[1]．WHO分類2019では，神経内分泌腫瘍成分と非神経内分泌腫瘍成分の両者が30％以上含まれる腫瘍はMiNEN（mixed neuroendocrine-non-neuroendocrine neoplasm）として分類され，従来，MANEC（mixed adenoneuroendocrine carcinoma）とされてきた腫瘍はこの区分に含まれるように変更された[2]．MiNENにおいては，神経内分泌腫瘍成分と非神経内分泌腫瘍成分が癌である必要はなく，非神経内分泌腫瘍も腺系に限らず扁平上皮癌なども含まれる広い概念となっている．MiNENは，神経内分泌腫瘍成分と非神経内分泌腫瘍成分の両者が形態的および免疫組織化学的に認識されるべきとされており，神経内分泌腫瘍成分については，免疫組織化学でクロモグラニンAおよび/もしくはsynaptophysinが陽性であることを確認する必要がある．この定義からも推測されるように，腺癌や腺腫部分を含めばすべてMANECに分類されるわけではない．WHO分類でもNECに腺腫や腺癌の合併がしばしばみられることが指摘されており，NECの由来が腺癌や腺腫由来であると述べている[2,4]．予後に関しては明らかにされていないとされているが，内分泌細胞癌の成分に予後は関連するので，MANECの予後も不良であることが想定される[2]．実際，早期癌の段階で肝転移を示した報告もある[5]．

▌文献▌

1) Klimstra DS, Arnold R, Capella C, et al. Neuroendocrine neoplasms of the colon and rectum. In: WHO Classification of Tumours of the Digestive System, 4th Ed, Bosman FT, Carneiro F, Hruban RH, et al (eds), IARC Press, Lyon, 2010: p.174-177
2) WHO Classification of Tumours of the Digestive System, 5th Ed, Vol. 1, World Health Organization, 2019
3) 大腸癌研究会（編）．大腸癌取扱い規約，第9版，金原出版，東京，2018
4) Shia J, Tang LH, Weiser MR, et al. Is nonsmall cell type high-grade neuroendocrine carcinoma of the tubular gastrointestinal tract a distinct disease entity? Am J Surg Pathol 2008; 32: 719-731（横断）
5) Ubiali A, Benetti A, Papotti M, et al. Genetic alterations in poorly differentiated endocrine colon carcinomas developing in tubulo-villous adenomas: a report of two cases. Virchows Arch 2001; 439: 776-781（ケースシリーズ）

第5章
治療・取り扱い

BQ 5-1

早期大腸癌に対する内視鏡治療の適応は？

回答

● リンパ節転移の可能性がほとんどなく一括切除できる病変である．

解説

Tis（M）癌に関してはこれまでリンパ転移例の報告はない．一方，T1（SM）浸潤癌の約10％にはリンパ節転移がある[1,2]．すなわち，早期大腸癌の内視鏡治療適応病変は，Tis（M）癌とリンパ節転移の可能性がほとんどないT1（SM）浸潤癌である．内視鏡切除は切除生検（excisional biopsy）としての側面もあるが，T1（SM）高度浸潤癌の内視鏡切除では深部断端陽性になる危険性があり，適応を限定して行うべきである．なお，切除標本の組織学的検索によって治療の根治性と追加外科手術の必要性を正確に判定するために癌病変は一括切除が基本である[3]．

大腸T1（SM）癌のリンパ節転移は6.8～17.0％であり[4~13]，T1（SM）癌の治療の原則はリンパ節郭清を伴う外科切除である．T1（SM）浸潤癌のリンパ節転移リスク因子として，SM浸潤度[4~12]，低分化腺癌，粘液癌などの組織型[4,6~10]，簇出[10,12,13,15]，脈管侵襲陽性[4~13]が報告されている．内視鏡切除後にT1（SM）癌と診断された際には，上記の病理所見を参考にすることで不要な追加外科切除を減少させることができる[3~6,14,15]．ただし，上記のリンパ節転移リスク因子の存在は追加外科切除の絶対適応ではなく（たとえば，1,000 μm以深浸潤例のすべてが追加手術の適応になるわけではない），実地臨床においては，患者背景やその他のリンパ節転移リスクなどを総合的に判断し，患者背景と具体的な予測リンパ節転移率を十分に比較したうえで追加外科切除の要否を決定する[3]（図1）．

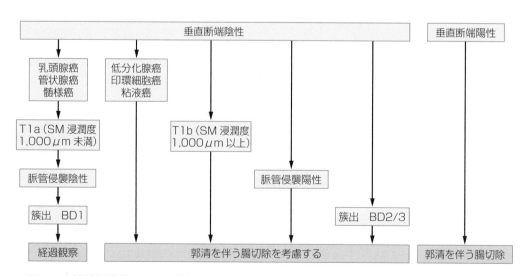

図1　内視鏡切除後のpT1癌の治療方針
（大腸癌研究会（編）．大腸癌治療ガイドライン—医師用2019年版，金原出版，2019: p.55[3]より許諾を得て転載）

▐ 文献 ▐

1) Coverlizza S, Risio M, Ferrari A, et al. Colorectal adenomas containing invasive carcinoma: pathologic assessment of lymph node metastatic potential. Cancer 1989; **64**: 1937-1994（横断）

2) 小平　進，八尾恒良，中村恭一，ほか．sm 癌細分類からみた転移陽性大腸 sm 癌の実態―アンケート調査集計報告．胃と腸 1994; **29**: 1137-1142（横断）

3) 大腸癌研究会（編）．大腸癌治療ガイドライン―医師用 2019 年版，金原出版，東京，2019（ガイドライン）

4) Son HJ, Song SY, Lee WY, et al. Characteristics of early colorectal carcinoma with lymph node metastatic disease. Hepatogastroenterology 2008; **55**: 1293-1297（横断）

5) Kim JH, Cheon JH, Kim TI, et al. Effectiveness of radical surgery after incomplete endoscopic mucosal resection for early colorectal cancers: a clinical study investigating risk factors of residual cancer. Dig Dis Sci 2008; **53**: 2941-2946（横断）

6) Tanaka S, Yokota T, Saito D, et al. Clinicopathologic features of early rectal carcinoma and indications for endoscopic treatment. Dis Colon Rectum 1995; **38**: 959-963（横断）

7) Tanaka S, Haruma K, Oh-E H, et al. Conditions of curability after endoscopic resection for colorectal carcinoma with submucosally massive invasion. Oncol Rep 2000; **7**: 783-788（横断）

8) Oka S, Tanaka S, Kanao H, et al. Mid-term prognosis after endoscopic resection for submucosal colorectal carcinoma: summary of a multicenter questionnaire survey conducted by the colorectal endoscopic resection standardization implementation working group in Japanese Society for Cancer of the Colon and Rectum. Dig Endosc 2011; **23**: 190-194（横断）

9) Okabe S, Arai T, Maruyama S, et al. A clinicopathological investigation on superficial early invasive carcinomas of the colon and rectum. Surg Today 1998; **28**: 687-695（横断）

10) Ueno H, Mochizuki H, Hashiguchi Y, et al. Risk factors for an adverse outcome in early invasive colorectal carcinoma. Gastroenterology 2004; **127**: 385-394（横断）

11) Meining A, von Delius S, Eames TM, et al. Risk factors for unfavorable outcomes after endoscopic removal of submucosal invasive colorectal tumors. Clin Gastroenterol Hepatol 2011; **9**: 590-594（横断）

12) Nakadoi K, Tanaka S, Kanao H, et al. Management of T1 colorectal carcinoma with special reference to criteria for curative endoscopic resection. J Gastroenterol Hepatol 2012; **27**: 1057-1062（横断）

13) Suh JH, Han KS, Kim BC, et al. Predictors for lymph node metastasis in T1 colorectal cancer. Endoscopy 2012; **44**: 590-595（横断）

14) Ikematsu H, Yoda Y, Matsuda T, et al. Long-term outcomes after resection for submucosal invasive colorectal cancers. Gastroenterology 2013; **144**: 551-559（横断）

15) Tamaru Y, Oka S, Tanaka S, et al. Long-term outcomes after treatment for T1 colorectal carcinoma: a multicenter retrospective cohort study of Hiroshima GI Endoscopy Research Group. J Gastroenterol 2017; **52**: 1169-1179（横断）

第5章　治療・取り扱い

内視鏡的粘膜下層剥離術（ESD）の適応は？

回答

● ①早期癌あるいは早期癌の可能性が高く，切除後標本の詳細な病理組織学的検索が必要であるが，スネアによる一括切除が困難な病変，②粘膜下層に線維化を伴う粘膜内腫瘍，③慢性炎症を背景とした sporadic な粘膜内腫瘍，④内視鏡切除後の局所遺残粘膜内癌，である．

解説

　大腸 ESD/EMR ガイドラインによると[1,2]，大腸 ESD の適応病変は，スネアによる一括切除が困難な，①LST-NG（特に pseudodepressed type），Ⅵ型 pit pattern を呈する病変，T1（SM）軽度浸潤癌，大きな陥凹型腫瘍，癌を疑う大きな隆起性病変，②粘膜下層に線維化を伴う粘膜内腫瘍，③潰瘍性大腸炎などの慢性炎症性疾患を背景とした sporadic な局在腫瘍，④内視鏡切除後の局所遺残 Tis（M）癌，である．なお，④に関して大腸腫瘍遺残再発病変に対する ESD の治癒切除率は 83〜88％と報告されている[3,4]．

文献

1）田中信治，樫田博史，斎藤　豊，ほか．大腸 ESD/EMR ガイドライン．Gastroenterological Endoscopy 2014; **56**: 1598-1617（ガイドライン）

2）Tanaka S, Kashida H, Saito Y, et al. JGES guidelines for colorectal endoscopic submucosal dissection/endoscopic mucosal resection. Dig Endosc 2015; **27**: 417-443（ガイドライン）

3）Hurlstone DP, Shorthouse AJ, Brown SR, et al. Salvage endoscopic submucosal dissection for residual or local recurrent intraepithelial neoplasia in the colorectum: a prospective analysis. Colorectal Dis 2008; **10**: 891-897（コホート）

4）Kuroki Y, Hoteya S, Mitani T, et al. Endoscopic submucosal dissection for residual/locally recurrent lesions after endoscopic therapy for colorectal tumors. J Gastroenterol Hepatol 2010; **25**: 1747-1753（横断）

BQ 5-3

内視鏡治療の適応病変に生検は必須か？

回答

● 生検は行わずに治療方針を決定してもよい.

解説

ポリペクトミー，EMR可能な病変であれば，生検の結果をみてポリープ切除を行うことは患者の負担も増し医療経済の面からも推奨できない．しかし，T1（SM）癌が疑われる病変では生検による病変の性質を知ったうえで治療方針を決定することは容認される．また，表面型腫瘍などでEMRやESDの治療適応となる病変では，治療前に生検を行うと粘膜下層に線維化が生じ[1]，内視鏡治療の妨げとなることも留意すべきである．ESD/EMRガイドライン[2]においても質的診断のための生検は必要最小限にすべきであるとしている．

以上より，内視鏡切除術が可能な病変か否かを通常観察や拡大観察などで見極めることが重要である．

文献

1) Dirschmid K, Kiesler J, Mathis G, et al. Epithelial misplacement after biopsy of colorectal adenomas. Am J Surg Pathol 1993; **17**: 1262-1265（ケースシリーズ）
2) 田中信治，樫田博史，斉藤　豊，ほか．大腸ESD/EMRガイドライン．Gastroenterological Endoscopy 2014; **56**: 1598-1617（ガイドライン）

BQ 5-4

内視鏡切除の禁忌は？

回答

● 出血傾向，穿孔のリスクの高い病変，T1（SM）高度浸潤癌が疑われる病変，同意が得られない場合などでは内視鏡切除を行うべきではない．なお，抗血栓薬服用者は「抗血栓薬服用者に対する消化器内視鏡診療ガイドライン」および「直接経口抗凝固薬（DOAC）を含めた抗凝固薬に関する追補 2017」に準じて施行することが望ましい．

解説

　内視鏡切除の禁忌となるのは，身体的な要因として，出血傾向があり，出血のコントロールが困難と予想される場合である．また，全身状態が悪い場合や患者の協力（同意）が得られない場合も禁忌となる[1]．

　病変側の問題として，穿孔のリスクの高い病変（憩室の反転）[2]，大きくスネアがかけられないような病変，粘膜下腫瘍，T1（SM）高度浸潤が疑われる病変では治療の目的が達成できないので禁忌である．

　また，抗凝固薬や抗血小板薬を使用中の患者では，抗血栓薬服用者に対する消化器内視鏡診療ガイドライン[3]に準じて施行することが推奨される．すなわち，アスピリン服用者では，血栓症高危険群では休薬なしで施行．血栓症低危険群では 3〜5 日休薬して行う．チエノピリジン服用者では，血栓症高危険群ではアスピリン，シロスタゾール置換し施行．血栓症低危険群では 5〜7 日休薬後施行．チエノピリジン以外の抗血小板薬服用者では 1 日休薬して施行．抗凝固薬服用者ではヘパリン置換は後出血リスクを上げる可能性が指摘されヘパリン置換の代わりに，INR が治療域であればワルファリン継続下あるいは非弁膜症性心房細動の場合は DOAC への一時的な変更で内視鏡切除を施行するなど，DOAC 服用者に関する対応についての新しい指針が追補として示されている[4]．

文献

1) 日本消化器内視鏡学会卒後教育委員会（編）．ホットバイオプシー，ポリペクトミー，EMR，EPMR．消化器内視鏡ハンドブック，第 2 版，日本メディカルセンター，東京，2017: p.395（ガイドライン）
2) 藤木茂篤，河原祥朗．胃・大腸ポリペクトミーの禁忌は？　成人病と生活習慣病 2003; 32: 974-975（横断）
3) 藤本一眞，藤城光弘，加藤元嗣，ほか．抗血栓薬服用者に対する消化器内視鏡診療ガイドライン．Gastroenterological Endoscopy 2012; 54: 2075-2102（ガイドライン）
4) 加藤元嗣，上堂文也，掃本誠治，ほか．抗血栓薬服用者に対する消化器内視鏡ガイドライン―直接経口抗凝固薬（DOAC）を含めた抗凝固薬に関する追補 2017．Gastroenterological Endoscopy 2017; 59: 1549-1558（ガイドライン）

BQ 5-5

内視鏡切除後出血に対する緊急内視鏡検査の適応と注意点は？

回答

● 輸血や手術を要するような大量出血例もあるので，出血の状況（大量の血便，短時間内の頻回血便）や全身状態を考慮して適応や検査時期を決定する．

解説

　内視鏡切除後の出血（後出血）は，内視鏡治療後に Hb 値 2 g/dL 以上の低下あるいは血便をきたしたものと定義されている[1]．病変の大きさや部位，切除方法などによって頻度は異なる[2]．

　自然止血する場合もあるが，動脈性出血の場合には，ショックをきたすなど循環動態に影響を与える．内視鏡による止血が困難で輸血や手術が必要となることもある[3]ので後出血が発生した場合には慎重に対応する必要がある．後出血は切除後 3 日までの間に発生することが多いが，7 日以降発生するものもある[4,5]．

　治療前に十分インフォームドコンセントを行っておく必要がある．また，時間外や夜間に発生した場合の連絡先を伝えておくことが重要である．特に時間外の対応には注意を要する．すなわち，電話対応だけではなく，診察を行い，緊急内視鏡検査の必要性を判断することが重要である．適正な対応は，トラブルを未然に防ぐ意味でも重要である．

　診察では，直腸診が有用で，直腸内の血液の状態を把握し，鮮血であれば緊急内視鏡検査の適応である．出血後，時間をおいて検査を行うと腸管内の血液が凝固し観察が困難となるので出血後は速やかに内視鏡検査を行う．緊急内視鏡検査時は腸管内の洗浄が必要となるのでその準備や止血器具などをあらかじめ準備したうえで施行する．また，ポリープを切除した部位を把握したうえで検査を行うことも速やかに出血部を同定するのに重要である．なお，頻度は高くないと思われるが，後出血でショック，プレショックの状態に陥っている場合は，ショックの治療を優先し循環動態を安定させてから緊急内視鏡検査を行う．その際，再出血や再ショックなどに備え緊急対応策を周到に準備しておくことが必要である．

文献

1) Tajiri H, Kitano S. Complication associated with endoscopic mucosal resection: definition of bleeding that can be viewed as accidental. Dig Endosc 2004; **16**: S134-S136（横断）
2) Complication associated with endoscopic mucosal resection: definition of bleeding that can be viewed as accidental. Dig Endosc 2008; **20**: 913-918（横断）
3) Matsukawa M, Fujimori M, Kouda T, et al. Incidence and management of hemorrhage after endoscopic removal of colorectal lesions. Showa Univ J Med Sci 2000; **12**: 253-258（横断）
4) Sawhney MS, Salfiti N, Nelson DB, et al. Risk factors for severe delayed post polypectomy bleeding. Endoscopy 2008; **40**: 115-119（横断）
5) Rex DK, Lewis BS, Waye JD. Colonoscopy and endoscopic therapy for delayed post-polypectomy hemorrhage. Gastrointest Endosc 1992; **38**: 127-129（横断）

CQ 5-1

内視鏡切除の適応となる大腸腺腫の大きさは？

推奨

- 径6mm以上の大腸腺腫は内視鏡切除の適応であり，実施することを推奨する．　　　　　　　【推奨の強さ：**強**（合意率100%），エビデンスレベル：**B**】
- 径5mm以下の隆起型腺腫は内視鏡切除してもよいが，経過観察することも容認される．　　　　　　【推奨の強さ：**弱**（合意率82%），エビデンスレベル：**D**】
- 平坦陥凹型腫瘍では5mm以下の病変に対しても内視鏡切除することを推奨する．　　　　　　　【推奨の強さ：**強**（合意率100%），エビデンスレベル：**D**】

解説

　大腸癌は，その前駆病変と考えられている腺腫性ポリープを内視鏡切除することにより，その罹患率が76〜90%抑制可能であり，さらには53%の死亡率抑制効果が得られるという米国NPS（National Polyp Study）からの報告を受けて[1,2]，本邦においても全大腸内視鏡検査および腫瘍性病変に対する内視鏡切除が広く普及してきた．

　径6mm以上の腫瘍性病変では，径5mm以下の病変と比較して癌の頻度が高く（癌の危険率は癌の相対危険率は径5mm未満を1とすると，径6〜10mmで7.2，径11〜20mmで12.7，径20mm＜で14.6との報告がみられる[1]．また，形態学的に腺腫と癌との鑑別が困難であることがしばしばみられるため，内視鏡切除が強く推奨される[3~5]．内視鏡的ポリペクトミー[3]，内視鏡的粘膜切除術（endoscopic mucosal resection：EMR）[6,7]，や内視鏡的粘膜下層剥離術（endoscopic submucosal dissection：ESD）[8]はメタアナリシスの結果からも，これら腫瘍性病変に対する低侵襲治療として最良の治療法である[9,10]．

　なお，径6〜9mmの非有茎性腺腫に対してはcold snare polypectomyを用いた内視鏡切除も容認される（CQ 5-5参照）．

　一方，日常の内視鏡診療において，発見される病変の70〜80%は径5mm以下の微小病変であるが[11]，微小病変における癌の頻度は欧米で0.03〜0.3%と極めて低いことが報告されている[12,13]．

　径5mm以下の微小病変の自然経過に関しては，欧米からは微小病変も含めた全病変を切除後，約3年後の再検でadvanced lesion（浸潤癌，粘膜内癌，径10mm以上の腺腫，villousまたはtubulovillousな成分を有する病変）が4.2%発見されたとする報告や[14]，1,034個の径1〜9mmの腺腫のうち2〜3年の経過とともに6%でadvanced lesionへと進展したとするメタアナリシスの報告がみられる[15]．本邦の報告では，径5mm以下の微小腺腫は2〜3年観察しても大きさの増大や形態的変化がみられる病変が少ないため内視鏡切除を行わず，経過観察しても問題ないとの前向き検討がみられている[16,17]．

　欧米のガイドラインでは，大きさや性状にかかわりなく，可及的にすべてのポリープの内視鏡切除と組織学的検索が推奨されているが[18,19]，微小病変における癌の頻度が極めて低いこと，また内視鏡切除の偶発症も0.3%程度で発生することから（BQ 7-1参照），径5mm以下の微小病変に対する内視鏡切除による大腸癌発生の予防効果については疑問視するとの報告もみられる[11~13]．

本邦においては径5mm以下の微小腺腫を切除すべきか否かに関して一定の見解は得られていないが，作成委員によるデルファイ法の結果，原則，発見した大腸腺腫は大きさにかかわらず，将来の癌への進展予防を目的として内視鏡切除を弱く推奨することとした．ただし，患者の年齢，全身状態，併存疾患や本人の希望によっては，径5mm以下の隆起性腺腫は経過観察も容認されるとした．

　一方，径5mm以下の微小病変のうち，内視鏡的に過形成性病変を疑う病変は，原則経過観察でよい（CQ 5-2参照）．平坦陥凹型腫瘍や癌を疑う病変に対しては，内視鏡切除が推奨される[20]．なお，癌の所見とは通常観察では，①緊満所見（病変全体が張った感じ），②面状の陥凹，③粗糙所見（表面の光沢が消失してざらざらした所見），④広基性病変で立ち上がり正常粘膜であり，拡大観察では，⑤VI型pitが特徴と報告されている．これらの所見の有無を確認するために，可及的に色素撒布や拡大内視鏡観察を併用する[21,22]．

文献

1) Winawer SJ, Zauber AG, Ho MN, et al. Prevention of colorectal cancer by colonoscopic polypectomy. The National Polyp Study Workgroup. N Engl J Med 1993; **329**: 1977-1981. （コホート）

2) Zauber AG, Winawer SJ, O'Brien MJ, et al. Colonoscopic polypectomy and long-term prevention of colorectal-cancer deaths. N Engl J Med 2012; **366**: 687-696（コホート）

3) Aldridge AJ, Simson JN. Histological assessment of colorectal adenomas by size. Are polyps less than 10 mm in size clinically important?. Eur J Surg 2001; **167**: 777-781（ケースシリーズ）

4) Ahlawat SK, Gupta N, Benjamin SB, et al. Large colorectal polyps: endoscopic management and rate of malignancy: does size matter?. J Clin Gastroenterol 2011; **45**: 347-354（ケースシリーズ）

5) Ponugoti PL, Cummings OW, Rex DK. Risk of cancer in small and diminutive colorectal polyps. Dig Liver Dis 2017; **49**: 34-37（横断）

6) Kudo S. Endoscopic mucosal resectionof flat and depressed types of early colorectal cancer. Endoscopy 1993; **25**: 455-461（ケースシリーズ）

7) Woodward T, Crook JE, Raimondo M, et al. Improving complete EMR of colorectal neoplasia: a randomized trial comparing snares and injectate in the resection of large sessile colon polyps. Gastrointest Endosc 2015; **81**: 673-681（ランダム）

8) Tanaka S, Oka S, Kaneko I, et al. Endoscopic submucosal dissection for colorectal neoplasia: possibility of standardization. Gastrointest Endosc 2007; **66**: 100-107（ケースシリーズ）

9) Puli SR, Kakugawa Y, Gotoda T, et al. Meta-analysis and systematic review of colorectal endoscopic mucosal resection. World J Gastroenterol 2009; **15**: 4273-4277（メタ）

10) Puli SR, Kakugawa Y, Saito Y, et al. Successful complete cure en-bloc resection of large nonpedunculated colonic polyps by endoscopic submucosal dissection: a meta-analysis and systematic review. Ann Surg Oncol 2009; **16**: 2147-2151（メタ）

11) von Renteln D, Pohl H. Polyp Resection - Controversial Practices and Unanswered Questions. Clin Transl Gastroenterol 2017; **8**: e76. doi:10.1038/ctg.2017.6（メタ）

12) Ponugoti PL, Cummings OW, Rex DK. Risk of cancer in small and diminutive colorectal polyps. Dig Liver Dis 2017; **49**: 34-37（横断）

13) Gupta N, Bansal A, Rao D, et al. Prevalence of advanced histological features in diminutive and small colon polyps. Gastrointest Endosc 2012; **75**: 1022-1030（非ランダム）

14) Sneh Arbib O, Zemser V, Leibovici Weissman Y, et al. Risk of advanced lesions at the first follow-up colonoscopy after polypectomy of diminutive versus small adenomatous polyps of low-grade dysplasia. Gastrointest Endosc 2017; **86**: 713-721（コホート）

15) Vleugels JLA, Hazewinkel Y, Fockens P, et al. Natural history of diminutive and small colorectal polyps: a systematic literature review. Gastrointest Endosc 2017; **85**: 1169-1176（メタ）

16) 尾上耕治，山田浩己，宮崎貴浩，ほか．5mm以下の大腸微小ポリープ自然史に関する前向き研究．日本消化器がん検診学会雑誌 2008; **46**: 729-734（コホート）

17) Ninomiya Y, Oka S, Tanaka S, et al. Clinical impact of surveillance colonoscopy using magnification without diminutive polyp removal. Dig Endosc 2017; **29**: 773-781（コホート）

18) Lieberman DA, Rex DK, Winawer SJ, et al. Guidelines for colonoscopy surveillance after screening and polypectomy: a consensus update by the US Multi-Society Task Force on Colorectal Cancer. Gastroenterol-

ogy 2012; **143**: 844-857（ガイドライン）

19) Ferlitsch M, Moss A, Hassan C, et al. Colorectal polypectomy and endoscopic mucosal resection (EMR): European Society of Gastrointestinal Endoscopy (ESGE) Clinical Guideline. Endoscopy 2017; **49**: 270-297（ガイドライン）

20) Saitoh Y, Waxman I, West AB, et al. Prevalence and distinctive biological features of flat colorectal adenomas in a North American population. Gastroenterology 2001; **120**: 1657-1665（コホート）

21) 斉藤裕輔, 岩下明徳, 工藤進英, ほか. 大腸癌研究会「微小大腸病変の取り扱い」プロジェクト研究班結果報告—5mm 以下の大腸微小病変の内視鏡治療指針. 胃と腸 2009; **44**: 1047-1051（横断）

22) Oka S, Tanaka S, Nakadoi K, et al. Endoscopic features and management of diminutive colorectal submucosal invasive carcinoma. Dig Endosc 2014; **26** (Suppl 2): 78-83（ケースシリーズ）

CQ 5-2

過形成性ポリープの取り扱いは？

推 奨

● 直腸・S 状結腸に好発する径 5 mm 以下の過形成性ポリープは放置することを提案する. 【推奨の強さ：**弱**（合意率 100%），エビデンスレベル：**B**】

解説

大腸過形成性ポリープ（hyperplastic polyp：HP）は sessile serrated adenoma/polyp（SSA/P），traditional serrated adenoma（TSA）と並んで，大腸鋸歯状病変の一種である[1].

HP は直腸・S 状結腸に好発し，径 5 mm 以下の白色調の平坦または半球状の内視鏡所見を呈する病変が多い[1,2].

内視鏡切除の適応に関しては，直腸・S 状結腸に高頻度に認められる径 5 mm 以下の白色扁平隆起を呈する典型的な過形成性ポリープの存在は，将来の腺腫の発生との関連性はみられないとの報告がみられ[3]，また，色素散布や NBI を併用した内視鏡診断の正診率も極めて高いことから[4]，放置することを提案する.

本ステートメントは欧米のガイドラインにおいても同様に推奨されている[2,5,6].

その他の鋸歯状病変（SSA/P，TSA）の取り扱いについては CQ 5-3 を参照.

文献

1) Snover D, Ahnen DJ, Burt RW, et al. WHO Classification of Tumours of the Digestive System, IARC Press, Lyon, 2010: p.160-165
2) Rex DK, Ahnen DJ, Baron JA, et al. Serrated lesions of the colorectum: review and recommendations from an expert panel. Am J Gastroenterol 2012; **107**: 1315-1329（ガイドライン）
3) Laiyemo AO, Murphy G, Sansbury LB, et al. Hyperplastic polyps and the risk of adenoma recurrence in the polyp prevention trial. Clin Gastroenterol Hepatol 2009; **7**: 192-197（コホート）
4) Hewett DG, Huffman ME, Rex DK. Leaving distal colorectal hyperplastic polyps in place can be achieved with high accuracy by using narrow-band imaging: an observational study. Gastrointest Endosc 2012; **76**: 374-380（ケースコントロール）
5) Lieberman DA, Rex DK, Winawer SJ, et al. Guidelines for colonoscopy surveillance after screening and polypectomy: a consensus update by the US Multi-Society Task Force on Colorectal Cancer. Gastroenterology 2012; **143**: 844-857（ガイドライン）
6) Ferlitsch M, Moss A, Hassan C, et al. Colorectal polypectomy and endoscopic mucosal resection (EMR): European Society of Gastrointestinal Endoscopy (ESGE) Clinical Guideline. Endoscopy 2017; **49**: 270-297（ガイドライン）

第 5 章 治療・取り扱い

大腸鋸歯状病変に対する内視鏡診断のポイントと治療適応は？

推 奨

● 大腸鋸歯状病変は，sessile serrated adenoma/polyp (SSA/P)，tradition-al serrated adenoma (TSA)，hyperplastic polyp (HP) に分類され，病変の局在，形態，表面性状（拡大内視鏡所見を含む）の観察が重要である．HP は治療の適応はないが，SSA/P および TSA は治療の適応であることを提案する．
【推奨の強さ：**弱**（合意率 100%），エビデンスレベル：**C**】

解説

大腸鋸歯状病変の内視鏡診断は，通常観察と pit 診断で行われる．

SSA/P は，右側結腸に優位に存在し径 10 mm 以上の扁平ないし広基性病変で表面は平滑～微細乳頭状を呈し，褪色調で粘液が付着しているものが多い[1]．NBI 観察では，JNET type 1 として観察される[2]．また，浦岡ら[3] が指摘している拡張・蛇行した血管（varicose microvascular vessel：VMV）の存在が診断の補助的所見と考えられる．拡大観察では，開 II 型 pit（II 型類似の星芒状 pit を基本とするが腺管開口部が開大しているもの）が特徴[4]．二段隆起，中心陥凹，発赤などの所見を伴う病変では dysplasia や癌の併存が疑われる[5]．また，病変内に開 II 型 pit 以外の III 型，IV 型，V 型 pit などの複合した表面微細構造を呈する領域には腺腫様変化や癌化がみられ，早期に癌化を捉える指標になるとの報告がある[6,7]．また，NBI 併用拡大観察において不整血管を認めた場合癌の併存を診断できるとの報告がある[8]．

TSA は，左側結腸・直腸に多く，発赤調で有茎～亜有茎性のものが多い．表面性状が特徴的で "松毬様"[9] や "枝サンゴ様"[10] を呈する．診断は，通常観察での特徴的な所見から可能であるが，NBI 所見では幅広い間質に拡張した毛細血管が観察される[11]．また，拡大観察では藤井らの提唱した IIIH（シダの葉様 pit），松毬様所見に鋸歯状の腺口を伴う IVH pit[12]，さらにシダの葉様所見の表面微細構造を有する者は鋸 IV 型[13]と称され，特徴的な所見である．したがって，TSA と SSA/P，HP との鑑別は可能である．

HP は直腸・左側結腸に好発し，大きさは径 5 mm 以下のものが多い．色調は褪色ないし粘膜と同色調で伸展良好な扁平隆起であり，NBI 観察では，JNET type 1 として観察され，拡大観察では II 型 pit が特徴である．

治療適応は，SSAP は *BRAF* 遺伝子変異，CIMP（CpG island methylator phenotype）を認め，MSI（microsatellite instability）陽性大腸癌の前駆病変と考えられている[14]．また，SSA/P 由来の癌化率は 1.5～20%[15] といわれ，SSA/P に対しては積極的に切除すべきとする報告が多い[16]．一方，TSA は組織学的には腫瘍であり，SSA/P と同様癌化のリスクを有する．したがって，SSA/P，TSA は治療の適応となる病変であり，TSA は通常の腺腫と同様径 5 mm 以上の病変を治療適応とし，SSA/P では，径 10 mm 以上の病変を治療の適応とする報告が多い[17~19]．また，診断の項目で述べた dysplasia や癌を疑う所見を有する場合は大きさに関係なく治療適応となる[20]．

HP については，SSA/P や TSA の前駆病変の可能性はあるが，径 5 mm 以下の病変は治療の

適応とはされていない.

文献

1) 藤井隆広, 永田和弘, 斉藤 豊, ほか. 10mm 以上鋸歯状病変の内視鏡診断 LHP と SSA/P は同一病変か？ 胃と腸 2011; 46: 449-457（横断）

2) 斉藤 豊, 松田尚久, 中島 健, ほか. The Japan NBI Team（JNET）大腸拡大 Narrow Band Imaging（NBI）分類の紹介. Gastroenterological Endoscopyopy 2016; 58: 2314-2322（横断）

3) 浦岡俊夫, 東 玲治, 大原信哉, ほか. 大腸鋸歯状病変の内視鏡診断—pit pattern 所見を中心に. 胃と腸 2011; 46: 406-416（横断）

4) 木村友昭, 山野泰穂, 山本栄一郎. 大腸鋸歯状病変の内視鏡診断—ピットパターンを中心に. 胃と腸 2011; 46: 418-426（横断）

5) Murakami T, Sakamoto N, Ritsuno H, et al. Distinct endoscopic characteristics of sessile serrated adenoma／polyp with and without dysplasia／carcinoma. Gastrointest Endosc 2017; 85: 590-600（横断）

6) Kimura T, Yamamoto E, Yamano H, et al. A novel pit pattern identifies the precursor of colorectal cancer derived from sessile serrated adenoma. Am J Gastroenterol 2012; 107: 460-469（横断）

7) Tanaka Y, Yamamoto HO, Yamamoto E, et al. Endoscopic and molecular characterization of colorectal sessile serrated adenoma/polyp with cytologic dysplasia. Gastroent Endosc 2017; 86: 1131-1138（ケースコントロール）

8) Chino A, Osumi H, Kisihara T, et al. Advantages of magnifying narrow-band imaging for diagnosing colorectal cancer coexisting with sessile serrated adenoma/polyp. Dig Endosc 2016; 28 (Suppl 1): 53-59（ケースコントロール）

9) 佐野 寧, 加藤茂治, 目良清美, ほか. 表面構造からみた大腸鋸歯状腺腫の質的診断の限界. 消化器内視鏡 2000; 12: 1113-1118（横断）

10) 尾田 恭, 田中朋史, 伊藤清治, ほか. 大腸鋸歯状腺腫に対する通常内視鏡及び拡大内視鏡による表面構造の観察からの質的診断. 消化器内視鏡 2000; 12: 1119-1126（横断）

11) Gancayco J. Narrow band imaging features and pathological correlations of sessile serrated polyps. Am J Gastroenterol 2011; 106: 1559-1560（ケースコントロール）

12) 藤井隆広, 永田和弘, 斉藤 豊, ほか. 大腸拡大内視鏡診断はどこまで病理診断に近づいたか—大腸上皮性腫瘍を対象として. 胃と腸 1999; 34: 1653-1664（横断）

13) 長田修一郎, 鶴田 修, 河野弘志, ほか. 大腸鋸歯状病変の内視鏡診断. 消化器内視鏡 2012; 24: 1101-1110（横断）

14) Leggett B, Whitehall V. Role of the serrated pathway in colorectal cancer pathogenesis. Gastroenterology 2010; 138: 2088-2100（横断）

15) 吉森建一, 鶴田 修, 河野弘志, ほか. 大腸 serrated polyp の内視鏡所見—鋸歯状腺腫（serrated adenoma）の内視鏡的診断と治療. 早期大腸癌 2006; 10: 291-296（横断）

16) De Jesus-Monge WE, Gonzalez-Keelan MC, Cruz-Correa M. Serrated adenomas. Curr Gastroenterol Rep 2009; 11: 420-427（ケースシリーズ）

17) Matsumoto T, Mizuno M, Shimizu M, et al. Clinicopathological features of serrated adenoma of the colorectum: comparison with traditional adenoma. J Clin Pathol 1999; 52: 513-516（横断）

18) 樫田博史, 工藤進英. 大腸ポリープの新知見—大腸鋸歯状腺腫の概念, 特徴, 診断. 医学のあゆみ 別冊（消化器疾患 Ver.3）. 2006: p.628-633（ケースシリーズ）

19) 浦岡俊夫, 東 玲治, 大原信哉, ほか. 大腸鋸歯状病変の内視鏡診断 pit pattern 所見を中心に. 胃と腸 2011; 46: 406-416（横断）

20) Sano W, Fujimori T, Ichikawa K, et al. Clinical and endoscopic evaluations of sessile serrated adenoma/polyps with cytological dysplasia. J Gastroenterol Hepatol 2018; 33: 1454-1460（横断）

第5章 治療・取り扱い

LST（laterally spreading tumor）の治療方針は？

推奨

●LST-G は顆粒均一型と結節混在型，LST-NG は平坦隆起型と偽陥凹型に分類される．各亜分類別の組織学的悪性度は異なっているが，治療に際しては，この亜分類のみでなく，拡大内視鏡所見や必要に応じて超音波内視鏡（EUS）所見を加えて治療法を選択することを推奨する．

【推奨の強さ：**強**（合意率 100%），エビデンスレベル：**C**】

解説

　LST には granular type（LST-G）と non-granular type（LST-NG）があり，それぞれ顆粒均一型（homogenous type）と結節混在型（nodular mixed type），平坦隆起型（flat elevated type）と偽陥凹型（pseudo-depressed type）に細分類される[1]．LST-G 顆粒均一型の SM 浸潤率は低く，LST-NG 偽陥凹型は SM 浸潤率が高いことが明らかとなっている[2,3]．LST-G 結節混在型は粗大結節部で SM 浸潤率が高いため[3]，同部位は一括切除が望ましい．腺腫主体の LST-G 顆粒均一型は EMR 分割切除が容認される[4,5]．LST-NG 平坦隆起型は術前診断に応じて治療法を決定する．LST-NG 偽陥凹型は多中心性に SM 浸潤をきたすため一括切除が必要である[4,5]．なお，実際の治療方針決定の際には LST 亜分類だけではなく，拡大内視鏡・EUS 所見を加えて総合的に決定することが重要である．

文献

1) Kudo S, Lambert R, Allen JI, et al. Nonpolypoid neoplastic lesions of the colorectal mucosa. Gastrointest Endosc 2008; **68**: S3-S47

2) Saito Y, Fujii T, Kondo H, et al. Endoscopic treatment for laterally spreading tumors in the colon. Endoscopy 2001; **33**: 682-686（横断）

3) Uraoka T, Saito Y, Matsuda T, et al. Endoscopic indications for endoscopic mucosal resection of laterally spreading tumours in the colorectum. Gut 2006; **55**: 1592-1597（横断）

4) Tanaka S, Oka S, Chayama K. Colorectal endoscopic submucosal dissection: present status and future perspective, including its differentiation from endoscopic mucosal resection. J Gastroenterol 2008; **43**: 641-651（横断）

5) Oka S, Tanaka S, Kanao H, et al. Therapeutic strategy for colorectal laterally spreading tumor. Dig Endosc 2009; **21**: S43-S46（横断）

CQ 5-5

cold snare polypectomy の適応病変は？

推奨

- cold snare polypectomy (CSP) の適応は径 10 mm 未満の非有茎性の腺腫である. 【推奨の強さ：**弱** (合意率 100%)，エビデンスレベル：**B**】
- 径 5 mm 以下の病変に対しては CSP が推奨され，径 6〜9 mm の病変には CSP は容認される. 【推奨の強さ：**強** (合意率 100%)，エビデンスレベル：**B**】
- ただし，径 5 mm 以下の病変でも癌の疑いがある病変や表面陥凹型病変に対しては行わないことを提案する. 【推奨の強さ：**弱** (合意率 100%)，エビデンスレベル：**B**】

解説

cold snare polypectomy (CSP) は Tappero らにより径 5 mm 以下の大腸微小病変に対する内視鏡切除法として 1992 年に報告されたのが始まりである [1]. 高周波装置による通電を用いずに機械的に病変を切除するため，後出血やポリペクトミー後症候群 (熱損傷による腹膜炎)，遅発性穿孔の頻度が低く，また，検査・治療時間も短縮化される利点を有しているため，本邦でも急速に広まった.

その適応については，一般に径 10 mm 未満の小病変とされ，非有茎性腺腫が適応とされている. 径 5 mm 以下の微小病変については，通常の鉗子生検に比較して CSP で完全切除率が高く，検査時間の短縮化が図られるとされている [2,3].

欧州内視鏡学会 (ESGE) のガイドラインでは，径 5 mm 以下の微小病変に対する切除法として CSP が強く推奨され，径 6〜9 mm の病変に対しては弱く推奨されている [4]. また，本邦からの RCT [5] やメタアナリシス [6]，組織学的検索 [7] においても，CSP は径 6〜9 mm の病変においても，標準的な内視鏡切除法となりうることが報告された.

切除デバイスについては，通常のスネアよりも専用スネアを用いたほうが，完全切除率が高いと報告されている [8,9].

なお，生検鉗子を用いて切除する cold forceps polypectomy (CFP) は径 3 mm 程度までの病変が適応となる [4].

一方で，CSP は径 6 mm 以上の病変の切除では出血の危険性が増加するとの報告 [10] や，回収不能病変も 10% 程度にみられ，また，通常のポリペクトミーや EMR に比較して粘膜筋板の切除率が低く，切除深度も SM 層がほとんど採れないため，径 6 mm 以上の病変では粘膜内病変においても組織学的完全切除率が低いことも報告されており (不完全切除：3.9% [95%CI 1.7〜6.1%]，側方断端不明：67.1%) [11,12]，径 6〜9 mm の病変に対する CSP は注意が必要である. また，完全切除率が低いとされる右側結腸，特に盲腸の病変や SSA/P に対して CSP を行う際には注意が必要である [13].

また，CSP は切除標本での SM 層の評価が困難なため，径 5 mm 以下の病変でも癌の疑いが

ある病変や表面陥凹型病変などSM浸潤の可能性を有する病変に対しては行わない[13].

血栓薬薬服用中の径10mm未満のポリープのCSPは, (専用スネアを用いることで) 休薬なしでも安全に施行可能であるとの本邦からの報告がある[9,14~16].

文献

1) Tappero G, Gaia E, De Giuli P, et al. Cold snare excision of small colorectal polyps. Gastrointest Endosc 1992; **38**: 310-313 (ケースシリーズ)

2) Raad D, Tripathi P, Cooper G, et al. Role of the cold biopsy technique in diminutive and small colonic polyp removal: a systematic review and meta-analysis. Gastrointest Endosc 2016; **83**: 508-515 (メタ)

3) Fujiya M, Sato H, Ueno N, et al. Efficacy and adverse events of cold vs hot polypectomy: A meta-analysis. World J Gastroenterol 2016; **22**: 5436-5444 (メタ)

4) Ferlitsch M, Moss A, Hassan C, et al. Colorectal polypectomy and endoscopic mucosal resection (EMR): European Society of Gastrointestinal Endoscopy (ESGE) Clinical Guideline. Endoscopy 2017; **49**: 270-297 (ガイドライン)

5) Kawamura T, Takeuchi Y, Asai S, et al. A comparison of the resection rate for cold and hot snare polypectomy for 4-9 mm colorectal polyps: a multicentre randomised controlled trial (CRESCENT study). Gut 2018; **67**: 1950-1957 (ランダム) [検索期間外文献]

6) Shinozaki S, Kobayashi Y, Hayashi Y, et al. Efficacy and safety of cold versus hot snare polypectomy for resecting small colorectal polyps: Systematic review and meta-analysis. Dig Endosc 2018; **30**: 592-599 (メタ)

7) Suzuki S, Gotoda T, Kusano C, et al. Width and depth of resection for small colorectal polyps: hot versus cold snare polypectomy. Gastrointest Endosc 2018; **87**: 1095-1103 (横断)

8) Jung YS, Park CH, Nam E, et al. Comparative efficacy of cold polypectomy techniques for diminutive colorectal polyps: a systematic review and network meta-analysis. Surg Endosc 2018; **32**: 1149-1159 (メタ)

9) Horiuchi A, Hosoi K, Kajiyama M, et al. Prospective, randomized comparison of 2 methods of cold snare polypectomy for small colorectal polyps. Gastrointest Endosc 2015; **82**: 686-692 (ランダム)

10) Ichise Y, Horiuchi A, Nakayama Y, et al. Prospective randomized comparison of cold snare polypectomy and conventional polypectomy for small colorectal polyps. Digestion 2011; **84**: 78-81 (ランダム)

11) Zhang Q, Gao P, Han B, et al. Polypectomy for complete endoscopic resection of small colorectal polyps. Gastrointest Endosc 2018; **87**: 733-740 (ランダム)

12) Matsuura N, Takeuchi Y, Yamashina T, et al. Incomplete resection rate of cold snare polypectomy: a prospective single-arm observational study. Endoscopy 2017; **49**: 251-257 (コホート)

13) Ito A, Suga T, Ota H, et al. Resection depth and layer of cold snare polypectomy versus endoscopic mucosal resection. J Gastroenterol 2018; **53**: 1171-1178 (横断) [検索期間外文献]

14) Matsumoto M, Yoshii S, Shigesawa T, et al. Safety of Cold Polypectomy for Colorectal Polyps in Patients on Antithrombotic Medication. Digestion 2018; **97**: 76-81 (ケースコントロール)

15) Makino T, Horiuchi A, Kajiyama M, et al. Delayed Bleeding Following Cold Snare Polypectomy for Small Colorectal Polyps in Patients Taking Antithrombotic Agents. J Clin Gastroenterol 2018; **52**: 502-507 (ケースコントロール)

16) Arimoto J, Chiba H, Ashikari K, et al. Safety of Cold Snare Polypectomy in Patients Receiving Treatment with Antithrombotic Agents. Dig Dis Sci 2019; **64**: 3247-3255 (ケースコントロール) [検索期間外文献]

CQ 5-6

分割内視鏡的粘膜切除術（EMR）が容認される大腸腫瘍とは？

推奨

● 術前診断で腺腫と確信できれば分割切除を行うことを提案する．ただし，一般的に分割切除では不完全切除率が高く，局所遺残再発率が高いことに留意する．

【推奨の強さ：**弱**（合意率 100%），エビデンスレベル：**C**】

解説

　術前に癌と診断，あるいは癌が疑われる病変は，切除標本の緻密な組織学的検索のために一括切除が原則である．スネアで確実に一括切除できる大腸腫瘍の大きさは径 20 mm 程度までであるため，径 20 mm 以上の明らかな腺腫性病変，あるいは術前診断で粘膜内癌と確信できる病変はスネアによる分割切除も容認される[1]．ただし，一般的に分割切除では不完全切除率が高く，局所遺残再発率が高いことに留意する[2~5]．また，腺腫主体の病変であっても癌成分を有することがあるため，術前に拡大内視鏡検査を行い，癌を疑う部分は一括切除が必要である[6]．局所遺残再発病変のほとんどは粘膜内病変であり，追加内視鏡治療で根治可能である[2,4,5]．なお，ESD を用いると大きさに関係なく病変の一括切除が可能であるが，技術的難易度が高いため術者の技量を考慮して施行することが重要である．

文献

1) 大腸癌研究会（編）．大腸癌治療ガイドライン―医師用 2019 年版．金原出版，東京，2019（ガイドライン）［検索期間外文献］

2) Tanaka S, Haruma K, Oka S, et al. Clinicopathologic features and endoscopic treatment of superficially spreading colorectal neoplasms larger than 20 mm. Gastrointest Endosc 2001; **54**: 62-66（横断）

3) Saito Y, Fukuzawa M, Matsuda T, et al. Clinical outcome of endoscopic submucosal dissection versus endoscopic mucosal resection of large colorectal tumors as determined by curative resection. Surg Endosc 2010; **24**: 343-352（横断）

4) Oka S, Tanaka S, Saito Y, et al. Local recurrence after endoscopic resection for large colorectal neoplasia: a multicenter prospective study in Japan. Am J Gastroenterol 2015; **110**: 697-707（横断）

5) Tate DJ, Desomer L, Klein A, et al. Adenoma recurrence after piecemeal colonic EMR is predictable: the Sydney EMR recurrence tool. Gastrointest Endosc 2017; **85**: 647-656（横断）

6) Tanaka S, Oka S, Chayama K. Colorectal endoscopic submucosal dissection: present status and future perspective, including its differentiation from endoscopic mucosal resection. J Gastroenterol 2008; **43**: 641-651（横断）

第6章
治療の実際

大腸癌に対する化学予防（chemoprevention）は可能か？

回答

● 大腸癌発生を抑制することが証明された化学予防薬はない．

● 一般人において，セレコキシブやアスピリンは大腸腺腫の再発抑制効果を有し，カルシウム製剤は腺腫増大抑制効果を示す．

● 大腸腺腫症ではスリンダク，セレコキシブ，EPA-FFA の短期投与で腺腫の数や大きさを抑制する．

解説

1. 非大腸腺腫症患者を対象とした試験結果

非大腸腺腫症患者を対象とした臨床試験の結果を示す．セレコキシブ 400 mg/日とプラセボとのランダム化比較試験では，3 年後の腺腫陽性率がセレコキシブ群 33.6％，プラセボ群 49.3％であり，腺腫発生が有意に抑制された（相対危険度 0.64，95％CI 0.56〜0.75，$p < 0.001$)[1]．また，腺腫サイズもセレコキシブ群で有意に低値であった（$p = 0.005$)[1]．心血管イベントはセレコキシブ群 2.5％，プラセボ群 1.9％で有意差なし（相対危険度 1.30，95％CI 0.65〜2.62)[1]．また，アスピリンとプラセボの比較試験のメタアナリシスでは，アスピリン投与群で腺腫発生率が有意に低かった（相対危険度 0.836，95％CI 0.706〜0.965)[2]．一方，本邦大腸腺腫患者を対象とした前向き試験では，腸溶剤低用量アスピリンの 2 年間投与により，非喫煙者で腺腫発生率が有意に低下した（オッズ比 0.37，95％CI 0.21〜0.68，$p = 0.01$）が，喫煙者では有意に上昇した（オッズ比 3.45，95％CI 1.12〜10.64，$p = 0.03$)[3]．炭酸カルシウム（1,200 mg/日）とプラセボとの 4 年間の比較試験では，腺腫発生率に有意差がなかった（相対危険度 0.89，95％CI 0.77〜1.03)[4]．ただし，腺管絨毛腺腫，絨毛腺腫，高度異型，ないし浸潤癌の発生は炭酸カルシウム投与で有意に低下した（相対危険度 0.65，95％CI 0.46〜0.93)[4]．葉酸とプラセボを比較した臨床試験のメタアナリシスでは，腺腫発生抑制（相対危険度 0.98，95％CI 0.82〜1.17）と腺腫再発抑制効果はみられなかった[5]．抗ヒスタミン受容体拮抗薬とプラセボの比較試験のメタアナリシスでは，ヒスタミン受容体 $(H)_1$ 拮抗薬（相対危険度 1.10，95％CI 0.97〜1.25)，H_2 受容体拮抗薬（相対危険度 0.90，95％CI 0.77〜1.06）のいずれも腺腫再発抑制効果はなかった[6]．ビタミン D（1,000 単位）とカルシウム（1.2 g/日）単剤，併用，プラセボ 4 群の前向き試験では，単剤ないし併用で 3〜5 年後の大腸腺腫発生率にプラセボ群との差はなかった[7]．大腸腺腫既往例に対するメトホルミン（250 mg/日）を用いた臨床試験では，1 年後の腺腫陽性率が実薬群で有意に低かった（相対危険度 0.6，95％CI 0.39〜0.92)[8]．

2. 非大腸切除の大腸腺腫症患者を対象とした試験結果

非大腸切除の大腸腺腫症患者を対象としたセレコキシブとプラセボのランダム化比較試験では，セレコキシブ 400 mg 群で腺腫数が 28％低下し（$p = 0.003$)，大きさも 30.7％退縮（$p = 0.001$）したが，セレコキシブ 100 mg とプラセボでは腺腫数，大きさともに有意な変化はなかった[9]．

何らかの非ステロイド抗炎症薬（NSAIDs）とプラセボを比較した臨床研究のメタアナリシスでは，腺腫数の減少率が NSAIDs で 11.9〜44％であり，プラセボの 4.5〜10％よりも有意に減少した（相対危険度 0.77, 95％CI 0.61〜0.96）[10]．FAP 患者の残存直腸の腺腫に対する eicosapentaenoic acid in the free fatty acid form（EPA-FFA）の効果を検討したランダム化比較試験では，EPA-FFA でプラセボ群と比較して腺腫数で 22.4％（5.1〜39.6％, $p=0.012$），サイズで 29.8％（3.6〜56.1％, $p=0.027$）と有意に腺腫が退縮した[11]．セレコキシブ単剤とメチルオルニチン併用の前向き試験では，腺腫数減少率に差はなかったがサイズ減少率が併用群で有意に高かった（80％ vs. 33％, $p=0.03$）[12]．10〜17 歳の大腸腺腫症患者を対象としたセレコキシブとプラセボのランダム化比較試験では，腺腫増加率が実薬群で 12.5％，プラセボ群で 25％であり，増加確認までの期間は前者で長かった[13]．

　以上の臨床研究は，いずれも腺腫予防効果を示したものであり，大腸癌の発生予防効果を示した報告はない．

文献

1) Arber N, Eagle CJ, Spicak J, et al. Celecoxib for the prevention of colorectal adenomatous polyps. N Engl J Med 2006; **355**: 885-895（ランダム）

2) Gao F, Liao C, Liu L, et al. The effect of aspirin in the recurrence of colorectal adenomas: a meta-analysis of randomized controlled trials. Colorectal Dis 2009; **11**: 893-901（メタ）

3) Ishikawa H, Mutoh M, Suzuki S, et al. The preventive effects of low-dose enteric-coated aspirin tablets on the development of colorectal tumours in Asian patients. A randomized trial. Gut 2014; **63**: 1755-1759（ランダム）

4) Wallace K, Baron JA, Cole BF, et al. Effect of calcium supplementation on the risk of large bowel polyps. J Natl Cancer Inst 2004; **96**: 921-925（ランダム）

5) Figueiredo JC, Mott LA, Giovannucci E, et al. Folic acid and prevention of colorectal adenomas: a combined analysis of randomized clinical trials. Int J Cancer 2011; **129**: 192-203（メタ）

6) Robertson DJ, Burke CA, Schwender BJ, et al. Histamine receptor antagonists and incident colorectal adenomas. Aliment Pharmacol Ther 2005; **22**: 123-128（コホート）

7) Baron JA, Barry EL, Mott LA, et al. A Trial of calcium and vitamin D for the prevention of colorectal adenomas. N Engl J Med 2015; **373**: 1519-1530（ランダム）

8) Higurashi T, Hosono K, Takahashi H, et al. Metformin for chemoprevention of metachronous colorectal adenoma or polyps in post-polypectomy patients without diabetes: a multicentre double-blind, placebo-controlled, randomised phase 3 trial. Lancet Oncol 2016; **17**: 475-483（ランダム）

9) Steinbach G, Lynch PM, Phillips RK, et al. The effect of celecoxib, a cyclooxygenase-2 inhibitor, in familial adenomatous polyposis. N Engl J Med 2000; **342**: 1946-1952（ランダム）

10) Asano TK, McLeod RS. Non steroidal anti-inflammatory drugs (NSAID) and aspirin for preventing colorectal adenomas and carcinomas. Cochrane Database Syst Rev 2004; (2): CD004079（メタ）

11) West NJ, Clark SK, Phillips RK, et al. Eicosapentaenoic acid reduces rectal polyp number and size in familial adenomatous polyposis. Gut 2010; **59**: 918-925（ランダム）

12) Lynch PM, Burke CA, Phillips R, et al. An international randomised trial of celecoxib versus celecoxib plus difluoromethylornithine in patients with familial adenomatous polyposis. Gut 2016; **65**: 286-295（ランダム）

13) Burke CA, Phillips R, Berger MF, et al. Children's International Polyposis (CHIP) study: a randomized, double-blind, placebo-controlled study of celecoxib in children with familial adenomatous polyposis. Clin Exp Gastroenterol 2017; **10**: 177-185（ランダム）

BQ 6-2

内視鏡治療後のクリッピングは穿孔や後出血の予防に有効か？

回答

● 内視鏡治療後のクリッピングは穿孔の予防および径 20 mm 未満のポリープに対する後出血の予防に対し有効性が確立していない.

解説

　現在わが国では内視鏡治療後の穿孔および後出血の予防を目途にクリッピングが広く用いられているが, クリッピングの有効性は確立していない. クリッピングの後出血に対する予防効果については, ポリープのサイズに関係なく有効性がない[1~3]とする報告がある一方, 径 20 mm 未満のポリープの場合は有効性が認められないが, 径 20 mm 以上のポリープの場合は有効性がある[4]とするものや不明[5,6]とする報告もあり一定していない. ただ, 径 20 mm 未満のポリープについてはクリッピング不要とする報告が多く, 今後は小さいポリープに対する内視鏡治療後のクリッピングについては内視鏡治療時に出血を認めた場合や内視鏡治療部に露出血管を認めた場合[7]を除き実施しない方向に進むものと考えられる. なお, 穿孔の予防効果についてはエビデンスレベルの高い研究報告はない.

文献

1) 冨永直之, 田中雄一郎, 樋口　徹, ほか. 大腸 EMR におけるクリップ縫縮の止血効果について. 日本消化器内視鏡学会雑誌 2014; **56**: 15-20（ランダム）
2) Dokoshi T, Fujiya M, Tanaka K, et al. A randomized study on the effectiveness of prophylactic clipping during endoscopic resection of colon polyps for the prevention of delayed bleeding. Biomed Res Int 2015; **2015**: 490272（ランダム）
3) Feagins LA, Nguyen AD, Iqbal R, et al. The prophylactic placement of hemoclips to prevent delayed post-polypectomy bleeding: an unnecessary practice? A case control study. Dig Dis Sci 2014; **59**: 823-828（ケースコントロール）
4) Dileep Mangira, Shara N Ket, Ammar Majeed, et al. Postpolypectomy prophylactic clip closure for the prevention of delayed postpolypectomy bleeding: A systematic review. JGH Open 2015; **2**: 105-110（メタ）
5) 伊藤錬磨, 佐藤広隆, 藤澤信隆, ほか. 大腸ポリープに対する内視鏡的切除の後出血予防のためのクリップ縫縮は必ずしも必要ではない. 日本消化器内視鏡学会雑誌 2017; **59**: 1302-1309（ケースコントロール）
6) Matsumoto M, Kato M, Oba K, et al. Multicenter randomized controlled study to assess the effect of prophylactic clipping on post‐polypectomy delayed bleeding. Dig Endosc 2016; **28**: 570-576（ランダム）
7) 柴田喜明, 瀬尾継彦, 三井啓吾, ほか. 内視鏡的大腸ポリープ切除術後クリッピング症例の検討. 日本大腸検査学会雑誌 2001; **18**: 356-357（ケースシリーズ）

BQ 6-3

抗血栓薬服用者における内視鏡検査・治療時の対応は？

回答

● 抗血栓薬服用者における大腸内視鏡検査・治療時の対応は，抗血栓薬の種類（抗血小板薬か抗凝固薬か），抗血栓薬の投与法（単剤投与か多剤併用か），大腸内視鏡検査の出血危険度（マーキングは出血低危険度，ポリペクトミーやEMR・ESD は出血高危険度に該当），血栓塞栓症の発症リスク，PT-INR 値により分かれており，「抗血栓薬服用者に対する消化器内視鏡診療ガイドライン」および「直接経口抗凝固薬（DOAC）を含めた抗凝固薬に関する追補 2017」に準じて施行する．

解説

2012 年に「抗血栓薬服用者に対する消化器内視鏡診療ガイドライン」[1] が発表されたあと，消化器内視鏡診療が消化管出血リスクよりも休薬に伴う血栓・塞栓症リスクに重点を置く方向に変化し，また新たな DOAC が上市されたため，2017 年に追補版として「抗血栓薬服用者に対する消化器内視鏡診療ガイドライン直接経口抗凝固薬（DOAC）を含めた抗凝固薬に関する追補2017」[2] が発表された．そこで，本ガイドラインでも追補のガイドラインをもとに内容を訂正した．新しい内容は休薬に伴うリスクに重点を置いたものになっている．

抗血小板薬および抗凝固薬の単独投与の場合の対応については表 1 を参照していただきたい．なお，休薬した薬剤の再開は内視鏡的に止血が確認できた時点からとなっている．また，多剤併用の場合は症例に応じて慎重に対応し，抗血栓薬の休薬が可能となるまで内視鏡の延期が好

表1　抗血小板薬および抗凝固薬の単独使用の場合

		観察	生検	出血低危険度	出血高危険度	
					休薬が困難な場合	休薬が可能な場合
血小板薬	アスピリン	◎	○	○	○	3〜5 日休薬
	チエノピリジン	◎	○	○	ASA，CLZ 置換	5〜7 日休薬
	その他の抗血小板薬	◎	○	○	1 日休薬	
抗凝固薬	ワルファリン	◎	○治療域	○治療域	○治療域 / ヘパリン置換 / 一時的 DOAC 変更	
	DOAC	◎	○ピーク期避ける	○ピーク期避ける	ヘパリン置換	当日休薬

DOAC：直接経口抗凝固薬
◎：休薬不要
○：休薬不要で対応可能
治療域：PT-INR が通常の治療域内
ピーク期避ける：抗凝固薬服用の 2〜4 時間後以降
/：または
ASA：アスピリン，CLZ：シロスタゾール

ましいが，内視鏡の延期が困難な場合には抗血小板薬はアスピリンかシロスタゾール単独投与にして継続し，DOAC は処置当日の朝から内服を中止して翌日朝から再開する[2].

　いずれの場合も内視鏡治療を行う場合は事前に処方医と休薬の可否に関して相談するとともに，患者本人にも利益・不利益を十分に説明したうえで，利益が不利益を大きく上回る場合でかつ患者本人から明確な同意があるときのみに実施する[1].

▌文献▌

1) 藤本一眞，藤城光弘，加藤元嗣，ほか．抗血栓薬服用者に対する消化器内視鏡診療ガイドライン．Gastroenterological Endoscopy 2012; **54**: 2075-2102（ガイドライン）
2) 加藤元嗣，上堂文也，上堂文也，ほか．抗血栓薬服用者に対する消化器内視鏡診療ガイドライン 直接経口抗凝固薬（DOAC）を含めた抗凝固薬に関する追補 2017．Gastroenterological Endoscopy 2017; **59**: 1549-1558（ガイドライン）

BQ 6-4

心臓ペースメーカ植込み患者に対する内視鏡治療時の注意点は？

回答

● 内視鏡治療時は心電図をモニターし，また内視鏡治療後にデバイスの設定パラメータや動作に異常が発生していないことを確認する．また，高周波スネアや対極板はデバイス本体から 15 cm 以上離れた部位で使用し，高周波スネア使用中は非同期モードまたは自己心拍が確保できる設定にプログラムし，心電図で監視する．その他，心臓ペースメーカ植込み患者に対する内視鏡治療は，「ペースメーカ，ICD，CRT を受けた患者の社会復帰・就学・就労に関するガイドライン（2013 年改訂版）」[参考 URL1)] に準じて施行する．

解説

心臓ペースメーカ植込み患者に対する大腸内視鏡治療（ポリペクトミー）は，治療部位（大腸）がデバイス本体から 15 cm 以上離れた部位にあるため比較的安全に実施することが可能である[1)]．

ただし，より安全を期すために内視鏡治療中は高周波スネアの発生する雑音に影響されない方法で心電図を監視し，除細動器はすぐに利用可能としておくべきである．また，高周波スネア使用時はデバイス本体を非同期モードあるいは自己心拍が確保できる設定にプログラムし，高周波スネア使用後はデバイスの設定パラメータや動作に異常が生じていないことを確認して本来の設定に再プログラムする必要がある．そのため心臓ペースメーカ植込み患者に対する内視鏡治療は，心臓ペースメーカに精通した者を同席させたうえで行うのが望ましい[2)]．

また，対極板はデバイス本体から 15 cm 以上離れた部位で使用[1)]し，スネアはバイポーラーのものを使用するとデバイス本体への影響は小さくなる[2)]．

ただ，心臓ペースメーカ植込み患者に対する内視鏡治療は 100％安全ということはないため，治療による患者の利益が不利益を大きく上回るときに限定すべきで，実施する場合には本人および家族への十分なインフォームドコンセントを取っておくことは当然である．

文献

1) Tanigawa K, Yamashita S, Maeda Y, et al. Endoscopic polypectomy for pacemaker patients. Chin Med J 1995; **108**: 579-581（ケースシリーズ）
2) Myong Ki Baeg, Sang-Woo Kim, Sun-Hye KoTanigawa K, et al. Endoscopic Electrosurgery in Patients with Cardiac Implantable Electronic Devices. Clin Endosc 2016; **49**: 176-181（ケースシリーズ）
【参考 URL】
1) 日本循環器学会．ペースメーカ，ICD，CRT を受けた患者の社会復帰・就学・就労に関するガイドライン（2013 年改訂版）．http://www.j-circ.or.jp/guideline/pdf/JCS2013_okumura_h.pdf（2020 年 3 月 3 日閲覧）

BQ 6-5

基礎疾患（呼吸器，循環器系）を有する患者に対する内視鏡治療時の注意点は？

回答

● 基礎疾患の病態を把握したうえで治療による利益と不利益を考慮して施行するかどうかを決定する.

解説

大腸ポリープに対する内視鏡治療には，ESD，EMR，スネアポリペクトミーなどが含まれるが，内視鏡治療を行う際には腸管の前処置，前投薬の投与，内視鏡の挿入，内視鏡治療といった患者に負担を強いることが続くため，基礎疾患のない患者でも治療中にバイタルサインに変化が生じることがある．そこで，基礎疾患を有する患者に内視鏡治療を行う場合は，まず基礎疾患の病態を十分把握したうえでその内視鏡治療が本当に必要なものであるかを吟味し，患者にとって利益が不利益を大きく上回る治療のみを実施するように心がけることが重要である[1]．そして，もしバイタルサイン不良の場合には，あらかじめバイタルサインを改善させてから治療に臨むようにする[2]．また，治療を行っている最中は患者が深刻な状態に陥らないようにバイタルサインの変化を注意深く観察するとともに，患者の状態によっては内視鏡治療を中止する勇気が求められることもある.

文献

1) 日本消化器内視鏡学会卒後教育委員会(編). ホットバイオプシー，ポリペクトミー，EMR，EPMR. 消化器内視鏡ハンドブック，第2版，日本メディカルセンター，東京，2017: p.395 (ガイドライン)
2) 日本消化器内視鏡学会卒後教育委員会(編). 循環器胴体を含む全身管理. 消化器内視鏡ハンドブック，日本メディカルセンター，東京，2012: p.58-63 (ガイドライン)

BQ 6-6

大腸の部位で腹腔鏡下手術を行いやすい部位と行いにくい部位はどこか？

回答

● 腹腔鏡下大腸切除において技術的難易度が高くない部位は回盲部・上行結腸・S状結腸などであり，技術的難易度が高い部位は横行結腸，直腸があげられる．

解説

　複数の大規模ランダム化比較試験やコクランレビューにおいて，RS癌を含む結腸癌手術で腹腔鏡下手術の開腹手術に対する短期成績の優越性[1~5]と再発率や生存率などの長期性成績の同等性[6~10]が報告されている．Stage II，III結腸癌を対象に本邦で行われた大規模ランダム化比較試験（JCOG0404試験）[11]では，主要評価項目の全生存期間において腹腔鏡下手術の開腹手術に対するハザード比1.056（95%CI 0.790～1.413，$p = 0.0732$）で非劣勢は証明することができなかった．しかし，5年生存率は腹腔鏡下手術91.8%（95%CI 89.1～94.8），開腹手術90.4%（95%CI 87.5～92.6）と両群ともに極めて良好な治療成績であった．

　進行大腸癌に対する標準手術は，支配血管の根部までのD3リンパ節郭清と解剖学的な膜構造を保ちつつ一括して腸管膜ごと切除を行う全腸管膜切除である．支配血管の同定と腸管膜受動が定型化しやすい回盲部・上行結腸・S状結腸などは技術的難易度が高くない部位である．

　一方で，横行結腸や直腸は，多くの臨床試験で対象外とされており，腹腔鏡下手術の有用性は十分に確認されていない．腹腔鏡下横行結腸切除は，他の腹腔鏡下結腸切除に比べて手術時間が長いとの報告もあり[12]，D1郭清は他部位と同程度の難易度であるが，D3郭清は難易度が高いと考えられる．しかしながら，近年では横行結腸切除であっても開腹移行率や術中出血量，入院期間が他部位の結腸切除と同等であったとの報告もある[13]．

　直腸癌手術における技術的難易度の高い部分は下部直腸の剝離，受動，自律神経の温存操作と吻合操作，さらには側方リンパ節郭清があげられる．腹腔鏡下手術は開腹手術に比べて生存率に差がなかったとする報告もある[14]が，腫瘍学的切除成功率で開腹手術に対する腹腔鏡下手術の非劣性は証明されなかった[15]．海外の多くの臨床試験では，術前化学放射線療法が行われていること，側方リンパ節郭清が行われていないなどの本邦の治療方針との乖離がある．そのため海外の臨床試験の成績を本邦に外挿することには注意が必要である．

文献

1) Lacy AM, García-Valdecasas JC, Delgado S, et al. Laparoscopy-assisted colectomy versus open colectomy for treatment of non-metastatic colon cancer: a randomised trial. Lancet 2002; **359**: 2224-2229（ランダム）

2) Veldkamp R, Kuhry E, Hop WC, et al. Laparoscopic surgery versus open surgery for colon cancer: short-term outcomes of a randomised trial. Lancet Oncol 2005; **6**: 477-484（ランダム）

3) Schwenk W, Haase O, Neudecker J, et al. Short term benefits for laparoscopic colorectal resection. Cochrane Database Syst Rev 2005; (3): CD003145（メタ）

4) Guillou PJ, Quirke P, Thorpe H, et al. Short-term endpoints of conventional versus laparoscopic-assisted surgery in patients with colorectal cancer (MRC CLASICC trial): multicentre, randomised controlled trial.

Lancet 2005; **365**: 1718-1726（ランダム）

5） Yamamoto S, Inomata M, Katayama H, et al. Short-term surgical outcomes from a randomized controlled trial to evaluate laparoscopic and open D3 dissection for stage Ⅱ／Ⅲ colon cancer: Japan Clinical Oncology Group Study JCOG 0404. Ann Surg 2014; **260**: 23-30（ランダム）

6） The Clinical Outcomes of Surgical Therapy Study Group: Laparoscopically assisted colectomy is as safe and effective as open colectomy in people with colon cancer. N Engl J Med 2004; **350**: 2050-2059（ランダム）

7） Jayne DG, Guillou PJ, Thorpe H, et al. Randomized trial of laparoscopic-assisted resection of colorectal carcinoma: 3-year results of the UK MRC CLASICC Trial Group. J Clin Oncol 2007; **25**: 3061-3068（ランダム）

8） Colon Cancer Laparoscopic or Open Resection Study Group: Survival after laparoscopic surgery versus open surgery for colon cancer: long-term outcome of a randomised clinical trial. Lancet Oncol 2009; **10**: 44-52（ランダム）

9） Kuhry E, Schwenk WF, Gaupset R, et al. Long-term results of laparoscopic colorectal cancer resection. Database Syst Rev 2008; (2): CD003432（メタ）

10） Green BL, Marshall HC, Collinson F, et al. Long-term follow-up of the Medical Research Council CLASICC trial of conventional versus laparoscopically assisted resection in colorectal cancer. Br J Surg 2013; **100**: 75-82（ランダム）

11） Kitano S, Inomata M, Mizusawa J, et al; Survival outcomes following laparoscopic versus open D3 dissection for stage Ⅱ or Ⅲ colon cancer (JCOG0404): a phase 3, randomised controlled trial. Lancet Gastroenterol Hepatol 2017; **2**: 261-268（ランダム）

12） Schlachta CM, Mamazza J, Poulin EC. Are transverse colon cancers suitable for laparoscopic resection? Surg Endosc 2007; **21**: 396-399（ケースコントロール）

13） Akiyoshi T, Kuroyanagi H, Fujimoto Y, et al. Short-term outcomes of laparoscopic colectomy for transverse colon cancer. J Gastrointest Surg 2010; **14**: 818-823（ケースコントロール）

14） Kang SB, Park JW, Jeong SY, et al. Open versus laparoscopic surgery for mid or low rectal cancer after neoadjuvant chemoradiotherapy (COREAN trial): short-term outcomes of an open-label randomised controlled trial. Lancet Oncol 2010; **11**: 637-645（ランダム）

15） Fleshman J, Branda M, Sargent DJ, et al. Effect of Laparoscopic-Assisted Resection vs Open Resection of Stage Ⅱ or Ⅲ Rectal Cancer on Pathologic Outcomes: The ACOSOG Z6051 Randomized Clinical Trial. JAMA 2015; **314**: 1346-1355（ランダム）

BQ 6-7

直腸ポリープの局所切除術にはどのような術式があるか？

回答

● 直腸ポリープの内視鏡切除以外の局所切除術として，経肛門的切除術，経括約筋的切除術，経仙骨的切除術がある.

解説

　直腸ポリープの局所切除術として経肛門的切除術，経括約筋的切除術，経仙骨的切除術がある.

　経肛門的切除術には，従来法，自動縫合機を用いて切除する MITAS（minimally invasive transanal surgery）[1]，経肛門的内視鏡下手術として TEM（transanal endoscopic surgery）[2] や TAMIS（transanal minimally invasive surgery）[3] がある．いずれの切除法でも腸管全層の切除縫合が可能である．これら切除方法別の治療成績に関してはエビデンスに乏しいが，局所切除の質を TEM と TAMIS で比較した報告では，いづれの方法も切除マージンが確保されており切除の質は同等であったとの報告[4] があるがランダム化比較試験はない．症例集積研究では，合併症は，穿孔・出血・縫合不全などが報告されており（1〜14.5％），手術関連死亡は 0〜0.58％，平均在院日数は 4〜5 日程度と報告されている[5,6].

　経括約筋的切除や経仙骨的切除は，従来法で切除が不可能な高位の直腸に対して行われていたが，より侵襲の少ない経肛門的切除法で高位直腸のポリープも上記経肛門的切除術で切除可能となってきたため，適応となる機会は減少している.

文献

1) Maeda K, Maruta M, Sato H, et al. Outcomes of novel transanal operation for selected tumors in the rectum. J Am Coll Surg 2004; **199**: 353-360（ケースシリーズ）
2) Buess G, Theiss R, Günther M, et al. Endoscopic surgery in the rectum. Endoscopy 1985; **17**: 31-35（ケースシリーズ）
3) Middleton PF, Sutherland LM, Maddern GJ. Transanal endoscopic microsurgery: a systematic review. Dis Colon Rectum 2005; **48**: 270-284（メタ）
4) Lee L, Edwards K, Hunter IA, et al. Quality of Local Excision for Rectal Neoplasms Using Transanal Endoscopic Microsurgery Versus Transanal Minimally Invasive Surgery: A Multi-institutional Matched Analysis. Dis Colon Rectum 2017; **60**: 928-935（ケースコントロール）
5) Ramirez JM, Aguilella V, Gracia JA, et al. Local full-thickness excision as first line treatment for sessile rectal adenomas: long-term results. Ann Surg 2009; **249**: 225-228（ケースシリーズ）
6) Platell C, Denholm E, Makin G. Efficacy of transanal endoscopic microsurgery in the management of rectal polyps. J Gastroenterol Hepatol 2004; **19**: 767-772（ケースシリーズ）

第7章
偶発症と治療後の
サーベイランス

BQ 7-1

内視鏡治療に伴う偶発症発生率は？

回答

● 内視鏡治療に伴う重篤な偶発症の発生頻度は 0.3％以下であり，死亡については 0～0.09％と報告されている．

解説

内視鏡治療に伴う急性・遅発性出血の危険因子として，

1）ポリープに関する多変量解析では，大きさでは径 5 mm 以下に比較して径 10 mm 以上で 2 倍（オッズ比 2.38，95％CI 1.78～3.18），径 30 mm 以上では 30 倍（オッズ比 27.522，95％CI 17.198～44.049）の危険率で，複数個，形態は Ⅰ sp，無茎性または平坦，特に LST（オッズ比 1.42，95％CI 1.06～1.89）で高い[1]．

2）患者関連では米国麻酔学会術前状態分類 class 2 以上（オッズ比 36.7），年齢 65 歳以上（オッズ比 1.37，95％CI 1.02～1.87），心疾患（オッズ比 2.08，95％CI 1.45～2.99）（高血圧患者では，後出血までの期間が長い（中央値 6 日，range 2～14 日）との報告がある[2]），慢性腎疾患（6 ヵ月以上続く Cr 3 mg/dL 以上，または透析中）の併存（オッズ比 3.28，95％CI 1.84～5.37），抗凝固薬の服用（オッズ比 3.71，95％CI 1.05～13.05）．

3）手技関連では前処置不良（オッズ比 1.54，95％CI 1.09～2.19），高周波装置の cut mode（オッズ比 6.95，95％CI 4.42～10.94），通電前の不適切な切除（オッズ比 7.15，95％CI 3.13～16.36）とされている[2~6]．

米国内視鏡学会（ASGE），日本消化器内視鏡学会のガイドラインではアスピリンや NSAIDs は出血の危険因子にならないとしているが，急性出血の危険因子や遅発性出血の予測因子にもなるとの報告もみられる[1,7~9]．

穿孔の危険因子も大きさと関連（径 30 mm 以上ではオッズ比 31.485，95％CI 6.368～155.664）し，形態とも関連している（表面型 vs. 隆起型無茎性，オッズ比 3.239，95％CI 1.524～6.885）との報告がある[2~6]．本邦における調査によると，径 20 mm 以上の病変に対するポリペクトミー/EMR と ESD における穿孔および後出血の頻度はそれぞれ 0.2～2.1％，1.1～2.2％との報告がみられている[7~14]．出血，穿孔の頻度については日本消化器内視鏡学会のアンケート調査も参照とした[10~12]．

文献

1) Kim HS, Kim TI, Kim WH, et al. Risk factors for immediate postpolypectomy bleeding of the colon: a multicenter study. Am J Gastroenterol 2006; 101: 1333-1341（ランダム）
2) Watabe H, Yamaji Y, Okamoto M, et al. Risk assessment for delayed hemorrhagic complication of colonic polypectomy: polyp-related factors and patient-related factors. Gastrointest Endosc 2006; 64: 73-78（コホート）
3) Rosen L, Bub DS, Reed JF 3rd, et al. Hemorrhage following colonoscopic polypectomy. Dis Colon Rectum 1993; 12: 1126-1131（ケースシリーズ）
4) Levin TR, Zhao W, Conell C, et al. Complications of colonoscopy in an integrated health care delivery sys-

tem. Ann Intern Med 2006; **145**: 880-886（コホート）

5) Witt DM, Delate T, McCool KH, et al. Incidence and predictors of bleeding or thrombosis after polypectomy in patients receiving and not receiving anticoagulation therapy. J Thromb Haemost 2009; **7**: 1982-1989（ケースシリーズ）

6) Burgess NG, Metz AJ, Williams SJ, et al. Risk factors for intraprocedural and clinically significant delayed bleeding after wide-field endoscopic mucosal resection of large colonic lesions. Clin Gastroenterol Hepatol 2014; **12**: 651-661（コホート）

7) 藤本一眞，藤城光弘，加藤元嗣，ほか．抗血栓薬服用患者に対する消化器内視鏡診療ガイドライン．Gastroenterological Endoscopy 2012; **54**: 2075-2102（ガイドライン）

8) 加藤元嗣，上堂文也，掃本誠治，ほか．抗血栓薬服用者に対する消化器内視鏡診療ガイドライン 直接経口抗凝固薬（DOAC）を含めた抗凝固薬に関する追補 2017．Gastroenterological Endoscopy 2017; **59**: 1547-1558（ガイドライン）

9) 加藤元嗣，吉田隆久，伊藤 透，ほか．抗血栓薬服用者に対する消化器内視鏡に関連した偶発症の全国調査結果．Gastroenterological Endoscopy 2017; **59**: 1532-1536（横断）

10) 金子榮藏，原田英雄，春日井達造，ほか．消化器内視鏡関連の偶発症に関する第4回全国調査報告—1998年より 2002年までの5年間．Gastroenterological Endoscopy 2004; **46**: 54-61（ガイドライン）

11) 芳野純治，五十嵐良典，大原弘隆，ほか．消化器内視鏡関連の偶発症に関する第5回全国調査報告—2003年より 2007年までの5年間．Gastroenterological Endoscopy 2010; **52**: 95-103（ガイドライン）

12) 古田隆久，加藤元嗣，伊藤 透，ほか．消化器内視鏡関連の偶発症に関する第6回全国調査報告 2008年～2012年までの5年間．Gastroenterological Endoscopy 2016; **58**: 1466-1491（ガイドライン）

13) Nakajima T, Saito Y, Tanaka S, et al. Current status of endoscopic resection strategy for large, early colorectal neoplasia in Japan. Surg Endosc 2013; **27**: 3262-3270（非ランダム）

14) Takeuchi Y, Iishi H, Tanaka S, et al. Factors associated with technical difficulties and adverse events of colorectal endoscopic submucosal dissection: retrospective exploratory factor analysis of a multicenter prospective cohort. Int J Colorectal Dis 2014; **29**: 1275-1284（非ランダム）

BQ 7-2

内視鏡治療に伴う偶発症発生時の対応策は？

回答

● 出血，穿孔などの偶発症が発生した場合，内視鏡的止血，穿孔部の縫縮に努めるとともに，患者の全身状態を詳細に観察のうえ，外科との連携を行いつつ，手術か保存的治療を行うかを決定する．

解説

　出血が生じた場合は止血クリップ，止血鉗子，1/10,000 希釈のボスミンの局注，茎が残存する例では，留置スネアなどを用いて止血操作を行う[1~4]．

　穿孔が発生した場合は，腸管内容が腹腔内に漏出しないよう，穿孔部位が上となる体位をとり，可及的にクリップにて穿孔部位の完全縫縮を試みる[1,5,6]．

　穿孔部位の完全縫縮が行い得た場合でも，緊急手術が可能となるよう外科との連携を行ったうえで，患者全身状態の詳細な観察下で絶食，輸液，抗菌薬の投与などの適切な保存的治療を行う[7]．

　完全縫縮が不可能な場合は，縫縮に固執せず，外科手術も考慮した適切な対応を行う（専門家の意見）．内視鏡治療後の遅発性穿孔はほとんどの場合外科手術の適応であるため，外科手術を躊躇しないことが望ましい（専門家の意見）．

文献

1) Dobrowolski S, Dobosz M, Babicki A, et al. Prophylactic submucosal saline-adrenaline injection in colonoscopic polypectomy: prospective randomized study. Surg Endosc 2004; **18**: 990-993 （ランダム）
2) Park Y, Jeon TJ, Park JY, et al. Comparison of clipping with and without epinephrine injection for the prevention of post-polypectomy bleeding in pedunculated colon polyps. J Gastroenterol Hepatol 2015; **30**: 1499-1506 （ランダム）
3) Di Giorgio P, De Luca L, Calcagno G, et al. Detachable snare versus epinephrine injection in the prevention of postpolypectomy bleeding: a randomized and controlled study. Endoscopy 2004; **36**: 860-863 （ランダム）
4) Watabe H, Yamaji Y, Okamoto M, et al. Risk assessment for delayed hemorrhagic complication of colonic polypectomy: polyp-related factors and patient-related factors. Gastrointest Endosc 2006; **64**: 73-78 （ケースコントロール）
5) Christie JP, Marrazzo J 3rd. Mini-perforation of the colon--not all postpolypectomy perforations require laparotomy. Dis Colon Rectum 1991; **34**: 132-135 （ケースシリーズ）
6) Cho SB, Lee WS, Joo YE, et al. Therapeutic options for iatrogenic colon perforation: feasibility of endoscopic clip closure and predictors of the need for early surgery. Surg Endosc 2012; **26**: 473-479 （ケースシリーズ）
7) An SB, Shin DW, Kim JY, et al. Decision-making in the management of colonoscopic perforation: a multicentre retrospective study. Surg Endosc 2016; **30**: 2914-2921 （横断）

BQ 7-3

大腸腺腫に対する内視鏡切除により大腸癌罹患率は低下するか？

回 答

● 欧米では大腸腺腫性ポリープを内視鏡的に切除することにより，大腸癌罹患率は低下するとされているが，本邦からのエビデンスの高い報告はない.

解説

　米国 National Polyp Study（NPS）group から，大腸腺腫性ポリープをすべて内視鏡的に切除することにより 76〜90％の大腸癌抑制効果が得られるという報告がなされ[1]，腫瘍性ポリープの内視鏡切除が支持されるにいたった．しかし本邦では，大腸腺腫・早期癌の自然史の解明や大腸内視鏡検査による平坦型腫瘍や陥凹型大腸癌の発見から，大腸腺腫を一律に前癌病変として扱うべきではないという意見もあり，内視鏡的ポリープ切除が及ぼす大腸癌抑制効果についてのエビデンスレベルの高い報告はない.

　本 Question について議論すべき事項は，以下の 2 つに大別される．つまり，①腫瘍径別担癌率，②内視鏡的ポリープ切除後のサーベイランス間隔である．腫瘍径別にみた担癌率については，厚生労働省：樋渡班からの報告がある[2]．この報告によると，径 5 mm 以下のポリープは98.8％が腺腫であり，担癌率は1.2％である．これは，欧米からの報告（0.03〜0.05％）よりも高い頻度にみえるが，病理診断基準の違いが一因と考えられ，径 5 mm 以下のポリープにおける担癌率は極めて低いことが予想される．また，内視鏡的ポリープ切除後のサーベイランス間隔については，1 回の内視鏡検査ですべての腫瘍性ポリープを拾い上げることには限界があること，また，腺腫癌化説に基づいた大腸癌以外（いわゆる de novo 癌など）の存在とその臨床的重要性も数多く報告されており[3〜5]，1 回の完全ポリープ切除でその後の大腸癌発生がすべて抑制されるわけではない点に留意する必要がある．これらの点を踏まえながら，内視鏡的ポリープ切除による大腸癌罹患率抑制効果を期待するべきである.

文献

1) Winawer SJ, Zauber AG, Ho MN, et al. Prevention of colorectal cancer by colonoscopic polypectomy. The National Polyp Study Workgroup. N Engl J Med 1993; **329**: 1977-1981（ランダム）
2) 澤田俊夫，樋渡信夫，藤好建史，ほか．ポリープ取り扱い小委員会報告．厚生省がん研究助成金による「大腸がん集団検診の精度向上と評価に関する研究」平成 6 年度研究報告，1995: p.66-72
3) 五十嵐正広，勝又伴栄．放置したポリープのサーベイランスはどうすべきか．大腸ポリペクトミーはどこまで必要か，多田正大，工藤進英（編），日本メディカルセンター，東京，1997: p.155-160（コホート）
4) Nozaki R, Takagi K, Takano M, et al. Clinical investigation of colorectal cancer detected by follow-up colonoscopy after endoscopic polypectomy. Dis Colon Rectum 1997; **40**: S16-S22（コホート）
5) Nusko G, Hahn EG, Mansmann U. Risk of advanced metachronous colorectal adenoma during long-term follow-up. Int J Colorectal Dis 2008; **23**: 1065-1071（コホート）

BQ 7-4

大腸 T1 (SM) 癌治療後の長期成績は？（内視鏡切除例，外科手術例)

回答

● 内視鏡切除された大腸 T1 (SM) 癌で経過観察された症例の再発率は 0.6〜7.3% である.

● 外科手術により切除された Stage I (リンパ節転移を認めない) T1 (SM) 癌の再発率は 0〜4.0% である.

解説

内視鏡的に切除された大腸 T1 (SM) 癌で経過観察された症例の再発率は，0.6〜7.3% である[1〜6].

大腸癌治療ガイドライン[7] の「内視鏡的摘除された pT1 大腸癌の追加治療の適応基準」（垂直断端陽性，粘膜下層の浸潤距離，低分化腺癌・印環細胞癌・粘液癌などの組織型，浸潤先進部の低分化領域・粘液結節の存在，簇出，脈管侵襲) では，内視鏡切除された T1 (SM) 大腸癌のリンパ節転移のリスク因子が提唱されている．これらのリスクを有さない症例で内視鏡切除後に再発することは少ないが[3,4]，再発をきたした症例は予後不良である[1,3,4,8]．また，リスクを有する症例では有意に再発が高頻度である[2〜4,6] ことから追加腸切除が推奨されている.

リンパ節転移を認めない T1 (SM) 大腸癌のリンパ節郭清を伴う外科手術後の，再発率は 0〜4.0% (結腸 0.8〜2.5%，直腸 1.1〜6.4%) とされている[7,9,10]．大腸癌研究会のデータによると Stage I T1 (SM) 大腸癌の再発率は，4.0% (結腸 2.5%，直腸 6.4%) であった[7].

一方，リンパ節転移を伴う T1 (SM) 癌の術後再発率は，大腸癌研究会による多施設プロジェクト研究[11] によると，結腸で 3.6%，直腸で 25% と報告されており，リンパ節転移を伴わない場合 (結腸 1.3%，直腸 1.1%) に比べて直腸癌では有意に高率であった.

文献

1) Oka S, Tanaka S, Kanao H, et al. Mid-term prognosis after endoscopic resection for submucosal colorectal carcinoma: summary of a multicenter questionnaire survey conducted by the colorectal endoscopic resection standardization implementation working group in Japanese Society for Cancer of the Colon and Rectum. Dig Endosc 2011; **23**: 190-194 (ケースシリーズ)

2) Ikematsu H, Yoda Y, Matsuda T, et al. Long-term Outcomes After Resection for Submucosal Invasive Colorectal Cancers. Gastroenterology 2013; **144**: 551-559 (ケースシリーズ)

3) Yoda Y, Ikematsu H, Matsuda T, et al. A large-scale multicenter study of long-term outcomes after endoscopic resection for submucosal invasive colorectal cancer. Endoscopy 2013; **45**: 718-724 (ケースシリーズ)

4) Yoshii S, Nojima M, Nosho K, et al. Factors associated with risk for colorectal cancer recurrence after endoscopic resection of T1 tumors. Clin Gastroenterol Hepatol 2014; **12**: 292-302 (ケースシリーズ)

5) Belderbos TD, van Erning FN, de Hingh IH, et al. Long-term Recurrence-free Survival After Standard Endoscopic Resection Versus Surgical Resection of Submucosal Invasive Colorectal Cancer: A Population-based Study. Clin Gastroenterol Hepatol 2017; **15**: 403-411 (ケースシリーズ)

6) Tamaru Y, Oka S, Tanaka S, et al. Long-term outcomes after treatment for T1 colorectal carcinoma: a multicenter retrospective cohort study of Hiroshima GI Endoscopy Research Group. J Gastroenterol 2017; **52**: 1169-1179 (ケースコントロール)

7) 大腸癌研究会(編). 大腸癌治療ガイドライン—医師用 2019 年版，金原出版，東京，2019 (ガイドライン)

8) Saitoh Y, Inaba Y, Sasaki T, et al. Management of colorectal T1 carcinoma treated by endoscopic resection. Dig Endosc 2016; **28**: 324-329 (ケースシリーズ)

9) Read TE, Mutch MG, Chang BW, et al. Locoregional recurrence and survival after curative resection of adenocarcinoma of the colon. J Am Coll Surg 2002; **195**: 33-40 (ケースシリーズ)

10) Barillari P, Ramacciato G, Manetti G, et al. Surveillance of colorectal cancer: effectiveness of early detection of intraluminal recurrences on prognosis and survival of patients treated for cure. Dis Colon Rectum 1996; **39**: 388-393 (ケースシリーズ)

11) Kobayashi H, Mochizuki H, Morita T, et al. Characteristics of recurrence after curative resection for T1 colorectal cancer: Japanese multicenter study. J Gastroenterol 2011; **46**: 203-211 (ケースシリーズ)

大腸腺腫の内視鏡切除後のサーベイランスはどうすべきか？

推 奨

●大腸腺腫性ポリープに対する内視鏡切除後のサーベイランス内視鏡検査は，3年以内に行うことを提案する．
【推奨の強さ：弱（合意率 100%），エビデンスレベル：B 】

解説

　米国 National Polyp Study より，大腸腺腫性ポリープを内視鏡的にすべて切除することで，その後のサーベイランス内視鏡検査は 3 年後と推奨された[1]．また，初回の全大腸内視鏡検査所見に基づき，その後約 5 年間での advanced neoplasia（径 10 mm 以上の腺腫，villous tumor，high grade dysplasia あるいは癌）の累積発生率が報告され，初回の全大腸内視鏡検査所見の重要性が示された（表 1）[2]．

　European guideline [3]および米国 guideline 改訂版[4]に従えば，全大腸内視鏡検査における腺腫性ポリープの個数と最大径，病理組織診断（villous 成分と high grade dysplasia の有無）により，それぞれ推奨すべき全大腸内視鏡検査間隔が決められている．基本的に径 10 mm 以下の腺腫性ポリープ（low grade dysplasia）を 3 個以上，あるいは high grade dysplasia や villous 成分を有するポリープを内視鏡的に切除した場合には，一律 3 年後のサーベイランス全大腸内視鏡検査が推奨されている．さらに，径 10 mm 以下の low grade dysplasia が 2 個までの場合には，European guideline では 10 年後の routine screening（通常の便潜血などのスクリーニング）を，米国 guideline では 5〜10 年後の全大腸内視鏡検査が推奨されている．その他，腺腫性ポリープが多数（10 個以上）認められる場合や鋸歯状病変が認められた場合など，初回の全大腸内視鏡検査所見によって詳細なリスク層別化がなされ，それぞれに推奨される全大腸内視鏡検査間隔が定められている．

表1　初回全大腸内視鏡所見に基づいた 5.5 年以内の advanced neoplasia 発生リスク

baseline finding (n with examination)	no advanced neoplasia n (%)	advanced neoplasia n (%)	相対危険度[a]	95% CI
no neoplasia（298）	291（97.6）	7（2.4）	1.00	
tubular adenoma＜10mm（622）	584（93.9）	38（6.1）	2.56	1.16〜5.67
1 or 2（496）	473（95.4）	23（4.6）	1.92	0.83〜4.42
＞3（126）	111（88.1）	15（11.9）	5.01	2.10〜11.96
tubular adenoma＞10mm（123）	104（84.6）	19（15.5）	6.40	(2.74〜14.94)
villous adenoma（81）	68（83.9）	13（16.1）	6.05	(2.48〜14.71)
HGD（46）	38（82.6）	8（17.4）	6.87	(2.61〜18.07)
cancer（23）	15（65.2）	8（34.8）	13.56	(5.54〜33.18)

（Lieberman DA, et al. Gastroenterology 2007; 133: 1077-1085 [2] より作成）

日本では，いまだ径5mm以下の腺腫性ポリープの取り扱いが一定でないため，海外のガイドラインをそのまま適応してよいかどうかは明らかではない．つまり，発見した腺腫性ポリープをすべて切除することが強く推奨されている欧米と，担癌率の極めて低い径5mm以下のポリープについては，切除せずに経過観察してもよいとする本邦の立場が異なるため，サーベイランス全大腸内視鏡検査間隔については一定の見解が得られていない[5~9]．そこで，本CQに対しては，Japan Polyp Study Workgroup の遡及的検討結果（"1回の完全なポリープ切除では，検査間隔を一律3年後に設定することの安全性が十分担保できない"という結論）に基づき，本推奨とした[10]．今後，Japan Polyp Study の長期追跡データが待たれる．

▌文献▌

1) Winawer SJ, Zauber AG, O'Brien MJ, et al. Randomized comparison of surveillance intervals after colonoscopic removal of newly diagnosed adenomatous polyps. The National Polyp Study Workgroup. N Engl J Med 1993; **328**: 901-906（ランダム）

2) Lieberman DA, Weiss DG, Harford WV, et al. Five-year colon surveillance after screening colonoscopy. Gastroenterology 2007; **133**: 1077-1085（コホート）

3) Hassan C, Quintero E, Dumonceau JM, et al; European Society of Gastrointestinal Endoscopy. Post-polypectomy colonoscopy surveillance: European Society of Gastrointestinal Endoscopy (ESGE) Guideline. Endoscopy 2013; **45**: 842-851（ガイドライン）

4) Lieberman DA, Rex DK, Winawer SJ, et al. Guidelines for colonoscopy surveillance after screening and polypectomy: a consensus update by the US Multi-Society Task Force on Colorectal Cancer. Gastroenterology 2012; **143**: 844-857（ガイドライン）

5) 鈴木康元，松生恒夫，野沢　博，ほか．大腸ポリープの治療方針と Total Colonoscopy によるサーベイランス法．Therapeutic Research 1997; **18**: S362-S365（コホート）

6) Fukutomi Y, Moriwaki H, Nagase S, et al. Metachronous colon tumors: risk factors and rationale for the surveillance colonoscopy after initial polypectomy. J Cancer Res Clin Oncol 2002; **128**: 569-574（コホート）

7) Yamaji Y, Mitsushima T, Ikuma H, et al. Incidence and recurrence rates of colorectal adenomas estimated by annually repeated colonoscopies on asymptomatic Japanese. Gut 2004; **53**: 568-572（コホート）

8) 浅野道雄，松田保秀，河合めぐみ，ほか．多発性大腸ポリープ症例からみた大腸腺腫切除後の長期経過とサーベイランス．消化器科 2006; **43**: 299-306（コホート）

9) 河村卓二，上田モオセ，趙　栄済．長期観察症例からみた腺腫性ポリープ切除後のサーベイランス．消化器科 2006; **43**: 307-310（コホート）

10) Matsuda T, Fujii T, Sano Y, et al. Five-Year Incidence of Advanced Neoplasia after Initial Colonoscopy in Japan: A Multicenter Retrospective Cohort Study. Jpn J Clin Oncol 2009; **39**: 435-442（コホート）

大腸 T1（SM）癌の内視鏡切除後のサーベイランスはどうすべきか？

● 局所再発のみならず，リンパ節再発や遠隔転移再発にも十分留意する．内視鏡切除後，最低 3 年間は慎重な経過観察を行うことを提案する．

【推奨の強さ：**弱**（合意率 100％），エビデンスレベル：**C**】

解説

　多施設における遡及的検討（retrospective cohort study）により，「長期的にみた再発リスク」の観点からも，「同時性リンパ節転移リスク」をいずれか 1 因子でも認めた場合には，追加治療としてリンパ節郭清を伴う腸切除を考慮すべきであることが報告された[1]．

①経過観察可能群：内視鏡切除にて大腸癌治療ガイドラインの根治基準を満たし[2]，経過観察された症例

②追加手術非施行群：内視鏡切除にて同基準を満たさなかったものの，外科手術せずに経過観察された症例

③追加手術施行群：内視鏡切除にて同基準を満たさず，外科手術が施行された症例

④初回手術群：初回治療として外科手術が施行された症例

　上記のごとく，初回治療として内視鏡治療を選択した大腸 T1（SM）癌症例：626 例（観察期間中央値 4.6 年）を対象とし，その後の再発率について遡及的検討を行った．その結果，大腸癌治療ガイドラインの根治基準を逸脱しながら追加手術を行わなかった群（追加治療・非施行群）において 7.1％の再発を認めた．一方，ガイドラインの基準をすべて満たした群（経過観察可能群）における再発率は 1.9％と低く，5 年 RFS（relapse free survival）は 98％と前者に比し良好な成績であった（表 1）．

　さらに，上記検討対象において再発を認めた症例 17 例中 10 例で遠隔再発（肝・肺・骨転移のいずれか）を認めている．その他の本邦からの報告と併せて判断すると，ガイドライン根治基準を逸脱しながらもやむを得ず追加手術を行わず経過観察する際には，局所再発のみならずリンパ節再発や遠隔転移再発にも十分留意し，最低 3 年間の慎重な経過観察が必要である（まれに 3 年目以降

表 1　各群の長期成績

	症例数	再発率（%）	5 年 RFS （再発・原病死）	5 年 OS （他病死を含む）
経過観察可能群	105	1.9 %（2/105）	98％	93％
追加治療・非施行群	84	7.1 %（6/84）	90％	97％
追加治療・施行群	159	2.5 %（4/159）	97％	98％
初回手術群	278	1.4 %（5/278）	98％	99％

でも再発例の報告があり，可能であれば5年間の経過観察が望ましい)[3~7]．さらに，直腸T1（SM）癌における再発率が結腸病変よりも高率であることにも留意が必要である[8]．現時点では，大腸T1（SM）癌に対する内視鏡切除後のサーベイランス方法として明確な規定はないが，6ヵ月毎の腫瘍マーカー（CEA/CA19-9）測定，胸腹部CT（直腸癌の場合，胸腹部・骨盤CT），大腸内視鏡検査（EMR後初回検査は6ヵ月後，その後は1年ごと）は最低限行うべきである．

　また，有茎性T1（SM）癌の場合には，同時性リンパ節転移率のみならず再発率も無茎性病変に比し極めて低いことから，「head invasion にとどまり，脈管侵襲陰性かつ budding grade 1」の場合には，内視鏡切除のみで経過観察することも考慮する[9,10]．

▌文献▌

1) 依田雄介，池松弘朗，松田尚久，ほか．大腸癌治療ガイドライン2005/2009の妥当性．胃と腸 2011; 46: 1442-1448（コホート）
2) 大腸癌研究会（編）．大腸癌治療ガイドライン—医師用2019年版，金原出版，東京，2019（ガイドライン）［検索期間外文献］
3) 田中信治，五十嵐正広，小林清典，ほか．大腸SM癌内視鏡治療後のサーベイランス．大腸疾患NOW 2007，杉原健一，多田正大，藤盛孝博，五十嵐正広（編），日本メディカルセンター，東京，2007: p.112-120
4) 中里友彦，塚越洋元，高丸博之，ほか．大腸sm癌の内視鏡治療後の再発様式および再発時期について．胃と腸 2004; 39: 1714-1718（コホート）
5) 岡　志郎，田中信治，金尾浩幸，ほか．大腸SM癌内視鏡治療の中期予後．胃と腸 2009; 44: 1286-1294（コホート）
6) 吉井新二，石垣沙織，塚越洋元，ほか．大腸SM癌の内視鏡的摘除後経過観察例の予後．日本消化器内視鏡学会雑誌 2012; 54: 244-252（コホート）
7) Yoda Y, Ikematsu H, Matsuda T, et al. A large-scale multicenter study of long-term outcomes after endoscopic resection for submucosal invasive colorectal cancer. Endoscopy 2013; 45: 718-724（コホート）
8) Ikematsu H, Yoda Y, Matsuda T, et al. Long-term outcomes after resection for submucosal invasive colorectal cancers. Gastroenterology 2013; 144: 551-559（コホート）
9) Matsuda T, Fukuzawa M, Uraoka T, et al. Risk of lymph node metastasis in patients with pedunculated type early invasive colorectal cancer: A retrospective multicenter study. Cancer Sci 2011; 102: 1693-1697（コホート）
10) Asayama N, Oka S, Tanaka S, et al. Long-term outcomes after treatment for pedunculated-type T1 colorectal carcinoma: a multicenter retrospective cohort study. J Gastroenterol 2016; 51: 702-710（コホート）

大腸 T1(SM) 癌に対する外科手術後のサーベイランスは必要か？

推 奨

- リンパ節転移を有する T1(SM) 癌は定期的サーベイランスを推奨する.
  【推奨の強さ：強（合意率 100％），エビデンスレベル：C 】
- リンパ節転移を認めない T1(SM) 癌に対する外科手術後の再発率は低いが，術後サーベイランスによる再発の早期発見により治癒切除可能であった症例もあり，定期的なサーベイランスを実施することを推奨する.
  【推奨の強さ：強（合意率 100％），エビデンスレベル：C 】

解説

　大腸癌研究会による多施設プロジェクト研究[1]によると，リンパ節転移を伴う T1(SM) 癌の術後再発率は結腸で 3.6％，直腸で 25％と報告されており，リンパ節転移を伴わない場合（結腸 1.3％，直腸 1.1％）に比べて直腸癌では有意に高率であった．また，SEER データベースを用いた解析では，リンパ節転移を伴う T1(SM) 癌の 5-year cancer-specific survival rates は 90.0％（95％CI 85.3～95.0％）でリンパ節転移を伴わない場合は 97.1％（95％CI 95.9～98.2％）に比べて有意に予後不良であった（ハザード比 3.21，95％CI 1.82～5.69，$p<0.001$）[2].

　したがって，リンパ節転移を伴う T1(SM)癌では定期的なサーベイランスが必要と考えられる.

　一方で，リンパ節転移を認めない T1(SM) 癌術後再発は結腸で 2.5％，直腸で 6.4％であり頻度が低い（表 1）[3]．また，医療経済学的にも定期的サーベイランスが必要とするエビデンスに乏しい．しかしながら，術後サーベイランスによる再発の早期発見により治癒切除可能であった症例もあり，定期的サーベイランスにより予後改善が見込める可能性がある．以上より，リンパ節転移を認めない T1(SM) 癌に対しても定期的なサーベイランスを実施することを提案する.

　しかしながら，医療経済学的な観点からみて妥当といえるサーベイランス法の設定については報告に乏しく今後の検討課題である.

表1 リンパ節転移を認めない T1(SM) 癌術後再発の頻度

	症例数	再発症例数	再発率
結腸	403	10	2.5％
直腸	252	16	6.4％
全例	655	26	4.0％

（大腸癌研究会. 全国登録 2007 年症例. より作成）

▌文献▐

1) Kobayashi H, Mochizuki H, Morita T, et al. Characteristics of recurrence after curative resection for T1 colorectal cancer: Japanese multicenter study. J Gastroenterol 2011; **46**: 203-211（ケースシリーズ）
2) Brunner W, Widmann B, Marti L, et al. Predictors for regional lymph node metastasis in T1 rectal cancer: a population-based SEER analysis. Surg Endosc 2016; **30**: 4405-4415（ケースシリーズ）
3) 大腸癌研究会（編）．大腸癌治療ガイドライン―医師用 2019 年版，金原出版，東京，2019（ガイドライン）[検索期間外文献]

第8章
その他

大腸粘膜下腫瘍 (SMT) の診断と取り扱いは？

回答

● 大腸 SMT のうち，SMT 様の癌，悪性リンパ腫，消化管間葉系腫瘍 (GIST)，NET，腸重積や出血の原因となる病変以外は基本的に切除の必要はなく，経過観察を行う．

解説

大腸粘膜下腫瘍 (submucosal tumor：SMT) は内視鏡所見のみから確定診断は困難であるが，周囲と同じ正常粘膜で覆われていることを確認するためにインジゴカルミンを散布する．その際，病変の存在部位，数，大きさ，肉眼型，色調，表面性状，光沢，びらん・潰瘍の有無，腫瘍の硬さなどに注目する．内視鏡的性状診断の参考として鉗子で圧迫すると腫瘍がくぼむ cushion sign，腫瘍の表面を牽引すると病変が変形する tenting sign の有無，体位変換や送気による変形所見を参考にする．血管腫など血管性病変を疑う SMT に対する生検は大量出血の危険性が高いため，これらに対する生検は行うべきではない (専門家の意見)．

SMT，特に壁外発育を主体とする病変が存在し，壁外発育型 SMT を疑う場合には EUS を加えて SMT の性状を推察することが望ましい．また，断層像の得られる，CT，MRI も SMT の診断に有用であり，施行することが望ましい[1~3]．

超音波内視鏡下穿刺法 (endoscopic ultrasonography guided fine needle aspiration biopsy：EUS-FNA) は組織学的診断を得ることが可能であり，診断に有用である[2]．

SMT のうち，経過観察中に大きさが増大する病変は悪性の可能性もあるため，切除を考慮する．

大腸の消化管間葉系腫瘍 (gastrointestinal stromal tumor：GIST) は食道や胃のものよりも悪性度が高く，腫瘍径 2 cm 以上，5 cm 以下の GIST は CT，EUS および可能であれば EUS-FNA により精査を行う．5.1 cm 以上の病変，有症状または生検で GIST と診断された病変については手術を前提として staging を目的とした画像診断を行う[4]．

SMT のうち，SMT 様の癌，悪性リンパ腫，大腸 neuroendocrine tumor (NET) (CQ 8-1 参照)，腸重積や出血の原因となっている病変以外は基本的に切除の必要はなく，経過観察でよい．経過観察期間に関しては文献がなく不明であるが，大腸ポリープの経過観察に準じて行う．

大腸 SMT の診断における EUS の意義は以下の項目があげられる．①腸壁内での腫瘍の局在部位の診断，②腫瘍の内部構造の描出，③腫瘍径の計測，④壁外圧排との鑑別[1,2,5]．

NET については内視鏡治療可否の診断が可能である[6~9]．

文献

1) 松本主之，中村昌太郎，中村滋郎，ほか．消化管粘膜下腫瘍の内視鏡診断: 通常内視鏡所見からみた鑑別診断—2) 下部消化管．胃と腸 2004; **39**: 457-466 (ケースシリーズ)
2) 小林清典，小川大志，春木聡美，ほか．大腸粘膜下腫瘍の内視鏡診断．Gastroenterological Endoscopy 2007; **49**: 2462-2473 (ケースシリーズ)

3) Kim H, Kim JH, Lim JS, et al. MRI findings of rectal submucosal tumors. Korean J Radiol 2011; **12**: 487-498（ケースシリーズ）

4) GIST 診療ガイドライン 2014 年 4 月改訂（第 3 版）　http://www.jsco-cpg.jp/item/03/index.html（2020 年 3 月 3 日閲覧）（ガイドライン）

5) Hurlstone DP, Cross SS, Sanders DS. 20-MHz high-frequency endoscopic ultrasound-assisted endoscopic mucosal resection for colorectal submucosal lesions: a prospective analysis. J Clin Gastroenterol 2005; **39**: 596-599（ケースシリーズ）

6) Ono A, Fujii T, Saito Y, et al. Endoscopic submucosal resection of rectal carcinoid tumors with a ligation device. Gastrointest Endosc 2003; **57**: 583-587（ケースシリーズ）

7) Moon SH, Hwang JH, Sohn DK, et al. Endoscopic submucosal dissection for rectal neuroendocrine (carcinoid) tumors. J Laparoendosc Adv Surg Tech A 2011; **21**: 695-699（ケースシリーズ）

8) Zhong DD, Shao LM, Cai JT. Endoscopic mucosal resection vs endoscopic submucosal dissection for rectal carcinoid tumours: a systematic review and meta-analysis. Colorectal Dis 2013; **15**: 283-291（メタ）

9) Zhou X, Xie H, Xie L, et al. Endoscopic resection therapies for rectal neuroendocrine tumors: a systematic review and meta-analysis. J Gastroenterol Hepatol 2014; **29**: 259-268（メタ）

第8章　その他

大腸 NET (neuroendocrine tumor) の診断と取り扱いは？

推奨

● 直腸，特に下部直腸の SMT をみた際には NET は一番の鑑別にあがり，色素撒布を行って表面が正常粘膜で覆われていることを確認し，大きさや表面性状により内視鏡切除を行うか外科手術を行うかを決定することを推奨する．
【推奨の強さ：**強**（合意率 100％），エビデンスレベル：**B**】

解説

2019 年の WHO 分類では，内分泌系の性質と表現型を有する膵，消化管腫瘍を neuroendocrine neoplasm（NEN）と総称し，その形態から高分化な神経内分泌腫瘍（neuroendocrine tumor：NET）と低分化な神経内分泌癌（neuroendocrine carcinoma：NEC）に分類され，さらに NET は増殖能の観点から G1，G2 および G3 に分類された．第 4 版で NEC と同義とされていた NET G3 は，臨床的にも遺伝子学的にも NEC と異なっており，第 5 版では NET のひとつのカテゴリーとして分類された．また，第 5 版においては従来，MANEC（mixed adenoneuroendocrine carcinoma）とされてきた腫瘍は MiNEN（mixed neuroendocrine-non-neuroendocrine neoplasm）として分類されるようになった．従来カルチノイド腫瘍と称されてきた疾患は NET G1 と G2 に相当する．NET の G1 と G2 の鑑別は，Ki-67 陽性細胞が最も多く出現している領域で 1,000 個の腫瘍細胞中，陽性に染まった細胞を数え，百分率で算出し表現し，3％以上のものを G2，3％未満を G1 とする[1]（BQ 4-9 参照）．

1．大腸 NET の診断

大腸 NET のうち直腸 NET が 99％を占め，歯状線から 10 cm 以内の発生が約 80％を占めている．粘膜固有層深層から発生し，早期に粘膜下に発育するため，黄色調の粘膜下腫瘍（SMT）様の形態を呈する．直腸，特に下部直腸の SMT をみた際には NET は一番の鑑別にあがり，色素撒布を行い，表面が正常粘膜で覆われていることを確認することが望まれる[2,3]．

NET を疑う場合，EUS を併用することが望ましい．EUS では NET は通常，均一な低エコー腫瘤として描出される[2~4]．

以下に大きさ別の取り扱いについて記載する[4~6]．

2．大腸 NET の治療

大腸 NET の治療前には，CT，または MRI にて遠隔転移，リンパ節転移のないことを確認することが望ましい．以下に大きさ別の取り扱いについて解説する[4~6]．

1）径 10mm 未満

表面に陥凹や潰瘍を認めず，T1（SM）にとどまっている場合，内視鏡切除が望ましい．切除方法としては，EMR，EMR-L 法（ligation 装置を用いる EMR）[7,8]，cap 法による EMR[9] または ESD[10] などがある．

メタアナリシスによると，EMR-L，cap 法，ESD による切除が，通常の EMR に比較して完全切除率が高いことが報告されている[11]．

切除後の標本で，後述するリンパ節転移の危険因子について評価し，追加治療の是非を決定する[12,13]．この大きさでは，内視鏡切除後の予後は良好であると報告されている[14]．

2) 径 10 mm 以上

径 10 mm 以上になるとリンパ節転移の頻度が 18.7〜30.4％と上昇することから[4〜6]，原則，リンパ節郭清を伴う腸管切除を行う．ただし，患者の年齢や身体的活動度，基礎疾患表面などの患者背景によっては，T1(SM) にとどまる病変に対して完全切除生検として局所切除により病変を完全切除し，切除後の標本で後述するリンパ節転移危険因子を評価[12,13]したあと追加治療の是非を考慮することも許容される．

直腸 NET における臨床病理学的リンパ節転移危険因子として，腫瘍径：11 mm 以上，腫瘍表面の陥凹・潰瘍，壁深達度 MP 以深，リンパ管侵襲陽性，細胞分裂像：2 個以上/10HPF（×400 の視野），Ki67 labeling Index：3％≦（NET G2）とされている[1,4〜6,12,13]．

3. 直腸 NET 切除後の経過観察

大腸癌に準じたサーベイランスでおおむねよいが，NET の発育が緩徐であることを考えると，より長期の経過観察を行う必要がある[15]．

大腸 NET における原発巣・転移巣の診断，治療効果の判定に ^{68}Ga-DOTA ペプタイドを用いた PET/CT の有用性が報告されている[16]．

文献

1) World Health Organization. WHO Classification of Tumours of the Digestive System, 5th Ed, Vol. 1, IARC Press, Lyon, 2019: p.188-192 ［検索期間外文献］

2) Soga J. Carcinoids of the colon and ileocecal region: a statistical evaluation of 363 cases collected from the literature. J Exp Clin Cancer Res 1998; **17**: 139-148（ケースシリーズ）

3) 山田一隆，緒方俊二，野崎良一．カルチノイド腫瘍（神経内分泌腫瘍）カルチノイド腫瘍（神経内分泌腫瘍）の治療—外科的治療．日本臨牀 2011; **69**: 652-655（ケースシリーズ）

4) 斉藤裕輔，岩下明徳，飯田三雄．大腸カルチノイド腫瘍の全国集計—大腸カルチノイド腫瘍の治療方針．胃と腸 2005; **40**: 200-213（コホート）

5) 上野秀樹，望月英隆，橋口陽二郎，ほか．大腸カルチノイドの治療．臨床消化器内科 2006; **21**: 1423-1430（メタ）

6) McDermott FD, Heeney A, Courtney D, et al. Rectal carcinoids: a systematic review. Surg Endosc 2014; **28**: 2020-2026（メタ）

7) 斎藤　豊，藤井隆広，大野明子．粘膜下腫瘍 EMR-L 法（食道静脈瘤結紮装置，透明キャップ）．消化器内視鏡 2002; **14**: 1497-1498（ケースシリーズ）

8) Sakata H, Iwakiri R, Ootani A, et al. A pilot randomized control study to evaluate endoscopic resection using a ligation device for rectal carcinoid tumors. World J Gastroenterol 2006; **12**: 4026-4028（ランダム）

9) Jeon SM, Lee JH, Hong SP, et al. Feasibility of salvage endoscopic mucosal resection by using a cap for remnant rectal carcinoids after primary EMR. Gastrointest Endosc 2011; **73**: 1009-1014（ケースシリーズ）

10) Park HW, Byeon JS, Park YS, et al. Endoscopic submucosal dissection for treatment of rectal carcinoid tumors. Gastrointest Endosc 2010; **72**: 143-149（ケースコントロール）

11) Sekiguchi M, Sekine S, Sakamoto T, et al. Excellent prognosis following endoscopic resection of patients with rectal neuroendocrine tumors despite the frequent presence of lymphovascular invasion. J Gastroenterol 2015; **50**: 1184-1189（ケースシリーズ）

12) Zhong DD, Shao LM, Cai JT. Endoscopic mucosal resection vs endoscopic submucosal dissection for rectal carcinoid tumours: a systematic review and meta-analysis. Colorectal Dis 2013; **15**: 283-291（メタ）

13) 岩下明徳，長谷川修三，原岡誠司，ほか．大腸カルチノイド—内視鏡的治療の根治判定基準を含む．早期大腸癌 2002; **6**: 249-258（ケースシリーズ）

第8章　その他

14) Park CH, Cheon JH, Kim JO, et al. Criteria for decision making after endoscopic resection of well-differentiated rectal carcinoids with regard to potential lymphatic spread. Endoscopy 2011; **43**: 790-795 (ケースシリーズ)

15) 曽我　淳. 大腸内分泌癌(カルチノイド及び類縁内分泌腫)の術後経過. 早期大腸癌 2004; **8**: 151-157 (コホート)

16) Deppen SA, Blume J, Bobbey AJ, et al. 68Ga-DOTATATE Compared with 111In-DTPA-Octreotide and Conventional Imaging for Pulmonary and Gastroenteropancreatic Neuroendocrine Tumors: A Systematic Review and Meta-Analysis. J Nucl Med 2016; **57**: 872-878 (メタ)

CQ 8-2

非腫瘍性大腸ポリープの診断と取り扱いは？

推奨

● 非腫瘍性大腸ポリープを過誤腫性ポリープ，炎症性ポリープおよび過形成性ポリープに分類することを推奨する．
【推奨の強さ：強（合意率 100%），エビデンスレベル：D】

● 非腫瘍性大腸ポリープの多くは切除の必要はないが，出血や腸重積の原因となる場合や腺腫や癌などと鑑別が困難な場合，内視鏡切除を推奨する．
【推奨の強さ：強（合意率 100%），エビデンスレベル：D】

解説

非腫瘍性大腸ポリープは，病理組織学的に過誤腫性ポリープ（Peutz-Jeghers 型ポリープや若年性ポリープなど），炎症性ポリープ（炎症性ポリープや良性リンパ濾胞性ポリープ）および過形成性ポリープに分類される[1]．一般的にポリープの肉眼型，色調，表面模様，pit pattern などの内視鏡所見から腫瘍性ポリープと区別することは可能と思われるが，鑑別が困難な場合には適宜生検を行うことが重要である[2]．

腫瘍性ポリープと比較すると癌化の可能性は低いため，通常は経過観察のみでよいと考えられる．しかし，出血や腸重積などの臨床症状を呈する症例や癌化した症例では切除の適応となる．

文献

1) Morson BC, Dawson IMP. Gastrointestinal Pathology, 2nd Ed, Blackwell Scientific Publications, London, 2012: p.647-684
2) 佐田美和，五十嵐正広，吉澤 繁，ほか．非腫瘍性大腸ポリープの臨床での取り扱い．早期大腸癌 2002; 6: 443-448

第8章 その他

大腸ポリポーシスにはどのようなものがあるか？

回答

● 大腸ポリポーシスは遺伝性の有無，および，腫瘍性か否かにより大きく分類される．遺伝性ポリポーシスには腫瘍性ポリポーシスと過誤腫性ポリポーシスがある．

解説

　腺腫性ポリポーシスは基本的に遺伝性疾患であり，家族性大腸腺腫症（Gardner 症候群を含む），MYH（MUTYH）関連ポリポーシス，ポリメラーゼ校正関連ポリポーシス，AXIN2 関連ポリポーシスなどがある．過誤腫性ポリポーシスには Peutz-Jeghers 症候群，若年性ポリポーシス，Cowden 病，遺伝性混合性ポリポーシスがある（表 1）．近年，過誤腫性ポリポーシスに属し遺伝性に胃底腺ポリープと胃癌が発生する GAPPS が APC 遺伝子変異に起因することが明らかとなっている．非遺伝性の非腫瘍性ポリポーシスには炎症性ポリポーシス，リンパ濾胞性ポリポーシス，Cronkhite-Canada 症候群がある．また，鋸歯状病変が多発する鋸歯状腺腫症症候群の存在も知られている．主要な大腸ポリポーシスである家族性大腸腺腫症や Peutz-Jeghers 症候群，若年性ポリポーシス，Cowden 病などの遺伝性腫瘍においては，特徴的な臨床病理学的な特徴を有しており，疾患概念が確立している[1~14]．一方，有病率の低い疾患や非腫瘍性疾患は概念が確立していないものや分類の困難な場合がある．また，極めて稀少な疾患については，症例の集積が低くエビデンスの質は低い．さらに，multiple lymphomatous polyposis（MLP）や結節性硬化症など全身性疾患の一分症として大腸病変を有するため，分類が困難な場合がある．孤在性の Peutz-Jeghers 症候群や若年性ポリポーシスはポリープ数が少なく，大腸ポリポーシスと診断が困難な場合がある．さらに最近では分子生物学的な分類も試みられており，疾患概念，用語が変わる可能性がある．

表 1　大腸ポリポーシスの分類

遺伝性	腫瘍性	家族性大腸腺腫症 （Gardner 症候群） Turcot 症候群 attenuated FAP / MUTYH 関連ポリポーシス 鋸歯状腺腫症症候群 その他
	過誤腫性	Peutz-Jeghers 症候群 若年性ポリポーシス症候群 Cowden 症候群 / Bannayan-Riley-Ruvalcaba 症候群 hereditary mixed polyposis 症候群
非遺伝性	非腫瘍性	Cronkhite-Canada 症候群 inflammatory polyposis リンパ濾胞性ポリポーシス

▎文献▎

1) Sweet K, Willis J, Zhou XP, et al. Molecular classification of patients with unexplained hamartomatous and hyperplastic polyposis. JAMA 2005; **294**: 2465-2473（横断）

2) Rubio CA, Jaramillo E, Lindblom A, et al. Classification of colorectal polyps: guidelines for the endoscopist. Endoscopy 2002; **34**: 226-236（ガイドライン）

3) Jass JR. Colorectal polyposes: from phenotype to diagnosis. Pathol Res Pract 2008; **204**: 431-447（ケースシリーズ）

4) Haggitt RC, Reid BJ. Hereditary gastrointestinal polyposis syndromes. Am J Surg Pathol 1986; **10**: 871-887（ケースシリーズ）

5) Carvajal-Carmona LG, Howarth KM, et al. Molecular classification and genetic pathways in hyperplastic polyposis syndrome. J Pathol 2007; **212**: 378-385（ケースシリーズ）

6) 宇都宮讓二，松本正道．大腸ポリープとポリポーシス―大腸ポリポーシスの概念と分類．臨床消化器内科 1987; **2**: 1717-1735（横断）

7) Palles C, Cazier JB, Howarth KM, et al. Germline mutations affecting the proofreading domains of POLE and POLD1 predispose to colorectal adenomas and carcinomas. Nat Genet 2013; **45**: 136-144（ケースシリーズ）

8) Rivera B, Perea J, Sánchez E, et al. A novel AXIN2 germline variant associated with attenuated FAP without signs of oligondontia or ectodermal dysplasia. Eur J Hum Genet 2014; **22**: 423-426（ケースシリーズ）

9) Gala MK, Mizukami Y, Le LP, et al. Germline mutations in oncogene-induced senescence pathways are associated with multiple sessile serrated adenomas. Gastroenterology 2014; **146**: 520-529（ケースシリーズ）

10) Sieber OM, Lipton L, Crabtree M, et al. Multiple colorectal adenomas, classic adenomatous polyposis, and germ-line mutations in MYH. N Engl J Med 2003; **348**: 791-799（ケースシリーズ）

11) Lieberman S, Walsh T, Schechter M, et al. Features of patients with hereditary mixed polyposis syndrome caused by duplication of GREM1 and implications for screening and surveillance. Gastroenterology 2017; **152**: 1876-1880（ケースシリーズ）

12) Li J, Woods SL, Healey S, et al. Point mutations in exon 1B of APC reveal gastric adenocarcinoma and proximal polyposis of the stomach as a familial adenomatous polyposis variant. Am J Hum Genet 2016; **98**: 1-13（ケースシリーズ）

第8章 その他

大腸ポリポーシスにおける遺伝子診断の臨床的意義は何か？

回答

● 家族性大腸腺腫症では，*APC* 遺伝子変異の有無や変異部位が治療やサーベイランス指針の一助となる．その他のポリポーシスにおいては遺伝子診断により臨床診断が確定し，血縁者の診断に結びつく．

解説

　家族性大腸腺腫症（familial adenomatous polyposis：FAP）では，*APC* 遺伝子変異の有無や変異の部位によって病態が異なることが報告されている．*APC* 遺伝子変異陽性の群では遺伝子変異陰性の群と比較して，大腸ポリープの診断年齢が若く，ポリープ数が 1,000 以上の症例や胃十二指腸ポリープを認める症例が有意に多い[1,2]．また，*APC* 遺伝子変異の部位による影響としては，codon 1250 よりも 5' 側に変異がある群と比較して，codon 1250 よりも 3' 側に変異がある群で残存直腸の再手術率が高いこと[3]，十二指腸腺腫の有病率が exon 1-9 の変異例と比較して，exon 10-15 の変異例で有意に高いことが報告されている[4]．さらに，若年時から大腸癌のリスクが高い密生型腺腫症は codon 1250 から codon 1464 に集積し，特に codon 1309 変異例の腺腫症は高度である．

　FAP の腸管外病変のうち，網膜色素上皮過形成は codon 457 から codon 1444 の変異で発生する[5]．また，難治性のデスモイド腫瘍は codon 1395 から codon 2000 の領域の変異で発生する．このように，*APC* 遺伝子診断は FAP の治療・サーベイランス指針の判定に用いることができる[6]．

　その他のポリポーシスにおいても，大部分は原因遺伝子が特定されているが，遺伝子変異の有無や変異部位が治療・サーベイランス指針に影響することを支持する臨床データはない．臨床診断の確認と血縁者の症状出現前診断に有用である．

文献

1) Chiang JM, Chen HW, Tang RP, et al. Mutation analysis of the APC gene in Taiwanese FAP families: low incidence of APC germline mutation in a distinct subgroup of FAP families. Fam Cancer 2010; **9**: 117-124（ケースシリーズ）

2) Heinimann K, Müllhaupt B, Weber W, et al. Phenotypic differences in familial adenomatous polyposis based on APC gene mutation status. Gut 1998; **43**: 675-679（ケースシリーズ）

3) Vasen HF, van der Luijt RB, Slors JF, et al. Molecular genetic tests as a guide to surgical management of familial adenomatous polyposis. Lancet 1996; **348**: 433-435（コホート）

4) Matsumoto T, Iida M, Kobori Y, et al. Genetic predisposition to clinical manifestations in familial adenomatous polyposis with special reference to duodenal lesions. Am J Gastroenterol 2002; **97**: 180-185（ケースシリーズ）

5) Valanzano R, Cama A, Volpe R, et al. Congenital hypertrophy of the retinal pigment epithelium in familial adenomatous polyposis. Novel criteria of assessment and correlations with constitutional adenomatous polyposis coli gene mutations. Cancer 1996; **78**: 2400-2410（ケースシリーズ）

6) Hyer W, Cohen S, Attard T, et al. Management of familial adenomatous polyposis in children and adolescents: position paper from the ESPGHAN polyposis working group. J Pediatr Gastroenterol Nutr 2019; **68**: 428-441

BQ 8-4 (2) ポリポーシス・遺伝性腫瘍

遺伝性腫瘍の遺伝子診断を行う場合の手続きとは？

回答

● 遺伝性腫瘍の遺伝子診断は被検者の同意と診断基準に基づいて行う．最終的な確定診断は原因遺伝子の変異の同定である．

解説

遺伝性ポリポーシスは，主に家族性大腸腺腫症（FAP），Lynch 症候群，MUTYH 関連ポリポーシス，Peutz-Jeghers 症候群，若年性ポリポーシス，Cowden 症候群で構成されている．遺伝性腫瘍の診断は，臨床的もしくは病理学的な表現型（組織診断）から診断できる場合と最終的には生殖細胞レベルの遺伝子診断が必要になる場合がある（遺伝性大腸癌診療ガイドライン 2016年版[1]）．

遺伝子診断の診療のための検体採取に際しては，事前に被検者本人に対して，その目的，方法，期待される利益，予想される不利益（精神的な不利益なども含む），遺伝子検査の限界（100%の信頼性が確証されていないこと），不確実性（遺伝子の変異から必ずしも発症が予測できるわけではないこと），プライバシーの保護，血縁者が同じ遺伝子変異を有している可能性があることなどについて，文書および口頭で十分に説明しなければならない．そのうえで，医師は，患者の同意を得ることが必要である（文書でなされなければならない）．

遺伝子診断の実際の手続きについては，各疾患の診断基準に基づいて行うが（各疾患の診断基準を参照のこと），遺伝子診断には詳細な家系図の作成が必須である[1]．したがって，遺伝子解析を行う前に家系図の作成を行うべきである．

遺伝子解析は臨床検査会社で検査可能であるが，遺伝子解析は保険収載はなされていないので，患者もしくは病院の自己負担となる．商業ベースで遺伝子解析は行われていないので，臨床検査会社を個別に検討するしかない[1]．

遺伝カウンセリングは，疾患に対する遺伝学的寄与のもたらす医学的，心理的，家族的影響に対して，人々がそれを理解し適応していくことを助けるプロセスとされる．このプロセスは，①疾患の発生および再発の可能性を算定するための家族歴，病歴の解釈，②遺伝，遺伝子検査，予防，研究などに関する教育，③情報を得たうえで選択肢を自律的に選ぶ決断（informed choice）とリスクや状況に対する適応を促進するための心理カウンセリング，で構成されている[2,3]．遺伝カウンセリングは，患者の状況を考慮した場の設定が必要であり（家族関係，社会的関係），通常の大腸癌の場合とまったく異なる配慮が必要である[2]．

文献

1) 大腸癌研究会（編）．遺伝性大腸癌診療ガイドライン 2016 年版，金原出版，東京，2016（ガイドライン）
2) 新井正美．遺伝性大腸癌の遺伝カウンセリングの実際(1)医師の立場から．消化器内科 2008; 23: 1335-1343
3) Resta R, Biesecker BB, Bennett RL, et al; National Society of Genetic Counselors' Definition Task Force. A new definition of Genetic Counseling: National Society of Genetic Counselors' Task Force report. J Genet Couns 2006; 15: 77-83

第8章 その他

家族性大腸腺腫症（FAP）の臨床像と治療方針は原因遺伝子により異なるか？

回答

● 原因遺伝子によって臨床像（phenotype）は異なり，治療方針は遺伝子型（genotype）よりも臨床像を優先して決定する．

解説

　家族性大腸腺腫症の代表的な原因遺伝子として，APC 遺伝子と MUTYH 遺伝子がある．原因遺伝子とその変異部位が genotype，臨床徴候の特徴が phenotype と呼ばれる．APC 遺伝子において，exon 15 内の codon 1250 から 1450 付近の変異群が severe phenotype を呈し，5' 末端側・3' 末端側，exon 9 付近の変異群が attenuated phenotype を呈する．しかし，同じ遺伝子変異領域・同一の遺伝子変異例においても，その phenotype には変動がある[1,2]．一方，MUTYH 遺伝子両アレル変異陽性のポリポーシスは，診断年齢が高齢であり，大腸ポリープ数が少なく右側結腸優位である．また，診断時の大腸癌合併率が 50〜70% と高率であり，上部消化管徴候や腸管外徴候の頻度は低率である．従来の attenuated type に類似した phenotype であるといえる[1,3〜6]．また，codon 1444 から 3' 末端側の APC 遺伝子変異例は，デスモイド腫瘍の発生が高率であり，特に codon 1445 から 1580 間の変異例に高率にみられる[2,7]．一方，結腸切除術（IRA）後の直腸や全大腸切除後の回腸嚢における癌の発生やポリープ数が APC 遺伝子 exon 15 の遺伝子変異例で顕著であり，初回手術から全大腸切除も検討すべきであるとの意見がある[8〜10]．以上のように，APC 遺伝子の変異部位により臨床像は異なると考えられる．

　近年，DNA ポリメラーゼの校正遺伝子である POLD1 遺伝子と POLE 遺伝子，β-カテニン代謝関連遺伝子の AXIN2 遺伝子など新たな大腸腺腫症の原因遺伝子が明らかとなっている[11,12]．また，Lynch 症候群の原因遺伝子群であるミスマッチ修復遺伝子のホモ変異や接合ヘテロ変異や，塩基除去修復遺伝子 NTHL1 のホモ変異でも大腸腺腫症が惹起される[13,14]．これらの腺腫症はいずれも attenuated phenotype を呈する傾向はあるが，臨床徴候に関しては不明の点が多い．原因遺伝子のみで大腸癌の発生部位や時期を予測することは不可能であり，治療方針は遺伝子型よりも臨床像を優先して決定すべきである．

文献

1) Lefevre JH, Parc Y, Tiret E, et al. APC, MYH, and the correlation genotype-phenotype in colorectal polyposis. Ann Surg Oncol 2009; **16**: 871-877（ケースシリーズ）
2) Friedl W, Caspari R, Propping P, et al. Can APC mutation analysis contribute to therapeutic decisions in familial adenomatous polyposis? experience from 680 FAP families. Gut 2001; **48**: 515-521（横断）
3) Aretz S, Uhlhaas S, Friedl W, et al. MUTYH-associated polyposis: 70 of 71 patients with biallelic mutations present with an attenuated or atypical phenotype. Int J Cancer 2006; **119**: 807-814（ケースシリーズ）
4) Bouguen G, Manferedi S, Bretagne JF, et al. Colorectal adenomatous polyposis associated with MYH mutations: genotype and phenotype characteristics. Dis Colon Rectum 2007; **50**: 1612-1617（ケースシリーズ）
5) Leite JS, Isidro G, Castro-Sousa F, et al. Is prophylactic colectomy indicated in patients with MYH-associat-

ed polyposis? Colorectal Dis 2005; **7**: 327-331（ケースシリーズ）

6) Kanter-smoler G, Bjork J, Nordling M, et al. Novel findings in Swedish patients with MYH-associated polyposis: mutation detection and clinical characterization. Clin Gastroenterol Hepatol 2006; **4**: 499-506 （ケースシリーズ）

7) Niueuwenhuis MH, Lefevre JH, Vasen HF, et al. Family history, surgery, and APC mutation are risk factors for desmoid tumors in familial adenomatous polyposis: an international cohort study. Dis Colon Rectum 2011; **54**: 1229-1234（コホート）

8) Sinha A, Tekkis PP, Clark SK, et al. Risk factors for secondary proctectomy in patients with familial adenomatous polyposis. Br J Surg 2010; **97**: 1710-1715（コホート）

9) Nieuwenhuis MH, Bulow S, Vasen HF, et al. Genotype predicting phenotype in familial adenomatous polyposis: a practical application to the choice of surgery. Dis Colon Rectum 2009; **52**: 1259-1263（コホート）

10) Kariv R, Rosner G, Fliss-Isakov N, et al. Genotype-phenotype associations of APC mutations with pouch adenoma in patients with familial adenomatous polyposis. J Clin Gastroenterol 2019; **53**: e54-e60（コホート）

11) Palles C, Cazier JB, Howarth KM, et al. Germline mutations affecting the proofreading domains of POLE and POLD1 predispose to colorectal adenomas and carcinomas. Nat Genet 2013, **45**: 136-144（ケースシリーズ）

12) Rivera B, Perea J, Sánchez E, et al. A novel AXIN2 germline variant associated with attenuated FAP without signs of oligondontia or ectodermal dysplasia. Eur J Hum Genet 2014; **22**: 423-426（ケースシリーズ）

13) Levi Z, Kariv R, Barnes-Kedar I, et al. The gastrointestinal manifestation of constitutional mismatch repair deficiency syndrome: from a single adenoma to polyposis-like phenotype and early onset cancer. Clinical Genet 2015; **88**: 474-478（ケースシリーズ）

14) Weren RD, Ligtenberg MJ, Kets CM, et al. A germline homozygous mutation in the base-excision repair gene NTHL1 causes adenomatous polyposis and colorectal cancer. Nat Genet 2015; **47**: 668-671（横断）

第8章 その他

家族性大腸腺腫症 (FAP) の家族 (血縁者) に対する適切なサーベイランス法は何か？

回答

● 家族性大腸腺腫症 (FAP) の血縁者に対し，*APC* 遺伝子検査，大腸内視鏡検査，眼底検査はサーベイランスに有用である．

解説

　家族性大腸腺腫症 (FAP) は理論上発端者の子供の半数に遺伝する．その際，早期診断を受けた血縁者の予後は発端者よりも有意に予後良好であることが示されている[1]．したがって，FAPの血縁者に対するサーベイランスは重要といえる．サーベイランス法としては，遺伝子解析と大腸内視鏡検査を含む臨床検査の 2 つの方法がある[2]．

　FAP 患者の血縁者に対する *APC* 遺伝子変異の検索は幼児期でも実施可能である．その前提は，発端者の *APC* 遺伝子変異が確認されていることである．発端者の子供に対する遺伝子診断の時期は家族や血縁者の理解度などを考慮して決定する必要はあるが，一般的には 12～14 歳の時期が推奨される[3]．ただし，有症状の小児や発端者の変異が密生型腺腫症と関連する領域にある場合はより若年の時期に施行するなどの配慮が必要である[3]．遺伝子診断で変異陰性であれば，その後の臨床検査は不要である．

　遺伝子変異未施行および変異陽性の血縁者では，大腸内視鏡検査が第一選択となる．血便などの症状がある血縁者や発端者が密生型腺腫症の場合は早急に施行する．無症状の小児血縁者に対する初回検査は，FAP の大腸癌合併率が極めて低い 12～14 歳頃が基本であり，腺腫陽性者ではその程度によりサーベイランス間隔を 1～3 年程度に設定する[4~7]．ただし，密生型や低年齢で癌化した患者の子供などは，より早めに検査を考慮する．

　血縁者に対するその他のサーベイランス法として，上部消化管内視鏡検査と眼底検査 (先天性網膜色素上皮肥大) が推奨されている[4~9]．ただし，上部消化管内視鏡は小児血縁者のスクリーニング法としての推奨度は高くない．また，単発ないし偏在性の先天性網膜色素上皮肥大は陽性所見とは判断できない．

　APC 遺伝子変異陽性の小児例に対しては，生後 1 ヵ月から 5 歳までに血中 AFP 測定と腹部超音波検査による肝芽腫スクリーニングが推奨されてきた[10]．しかしながら，肝芽腫合併の FAPは比較的少なく肝芽腫の予後が比較的良好であることから，上記サーベイランスを疑問視するデータが報告されている[11]．一方，小児肝芽腫症例では FAP のスクリーニングを積極的に推奨する意見がある[3]．

文献

1) Jarvinen HJ. Epidemiology of familial adenomatous polyposis in Finland: impact of family screening on the colorectal cancer rate and survival. Gut 1992; **33**: 357-360 (ケースコントロール)
2) Cromwell DM, Moore RD, Brensinger JD, et al. Cost analysis of alternative approaches to colorectal screening in familial adenomatous polyposis. Gastroenterology 1998; **114**: 893-901

3) Hyer W, Cohen S, Attard T, et al. Management of familial adenomatous polyposis in children and adolescents: position paper from the ESPGHAN polyposis working group. J Pediatr Gastroenterol Nutr 2019; **68**: 428-441

4) Park JG, Han HJ, Kang MS, et al. Presymptomatic diagnosis of familial adenomatous polyposis coli. Dis Colon Rectum 1994; **37**: 700-707（ケースシリーズ）

5) Jasperson KW, Tuohy TM, Neklason DW, et al. Hereditary and familial colon cancer. Gastroenterology 2010; **138**: 2044-2058

6) Burt RW. Screening of patients with a positive family history of colorectal cancer. Gastrointest Endosc Clin N Am 1997; **7**: 65-79

7) Lynch HT, de la Chapelle A. Hereditary colorectal cancer. N Engl J Med 2003; **348**: 919-932（ケースシリーズ）

8) Tiret A, Taiel-Sartral M, Tiret E, et al. Diagnostic value of fundus examination in familial adenomatous polyposis. Br J Ophthalmol 1997; **81**: 755-758（横断）

9) Ruhswurm I, Zehetmayer M, Dejaco C, et al. Ophthalmic and genetic screening in pedigrees with familial adenomatous polyposis. Am J Ophthalmol 1998; **125**: 680-686（ケースシリーズ）

10) Aretz S, Koch A, Uhlhaas S, et al. Should children at risk for familial adenomatous polyposis be screened for hepatoblastoma and children with apparently sporadic hepatoblastoma be screened for APC germline mutations? Pediatr Blood Cancer 2006; **47**: 811-818（横断）

11) Attard TM, Tajouri T, Peterson KD, et al. Familial adenomatous polyposis in children younger than age ten years, a multidisciplinary clinic experience. Dis Colon Rectum 2008; **51**: 207-212（ケースシリーズ）

第8章 その他

家族性大腸腺腫症（FAP）に対する術式は何か？

回答

● 典型的 FAP では大腸全摘・回腸嚢肛門(管)吻合が標準術式である.

解説

　FAP の手術として，吻合の安全性と術後排便機能を危惧して結腸全摘・回腸直腸吻合術（ileorectal anastomosis：IRA）が行われた時代背景がある．しかしながら，結腸全摘術で温存された直腸の癌発生率が 28.8％であること[1]，大腸全摘術では結腸全摘術に比べて 1.8 年の予後延長をもたらすこと[2]，さらには大腸全摘術の手術成績が安定してきたことから，現在の標準術式は大腸全摘・回腸嚢肛門(管)吻合術（IA(C)A）である．

　直腸粘膜抜去および手縫い吻合を行う大腸全摘・回腸嚢肛門吻合術（IAA）は，機械吻合で少量の直腸粘膜が残存する大腸全摘・回腸嚢肛門管吻合術（IACA）に比べて，術後の腺腫発生は少ないが[3]，癌の発生や生存率についてのエビデンスは示されていない．

　術後機能についての検討では，大腸全摘・回腸嚢肛門吻合のほうが結腸全摘・回腸直腸吻合術に比較して再手術，失禁，排便回数が有意に多かった[4]．また，大腸全摘・回腸肛門吻合術を施行された女性の家族性大腸腺腫症患者では術後の妊孕性が 0.46 倍（0.29～0.73, $p = 0.001$）に低下していたとする報告[5]，術式と妊孕性には相関がないとする報告[6]があり，一定のコンセンサスを得られていない．

　非密生型 FAP で直腸のポリープが 20 個未満かつ最大径 10 mm 未満の場合や若い女性で妊娠を希望するものなどでは比較的合併症の少ない結腸全摘・回腸直腸吻合の適応も選択肢となる可能性がある（図 1）[7,8]．しかし，どちらの術式を行う場合も術後サーベイランスの継続が必要で

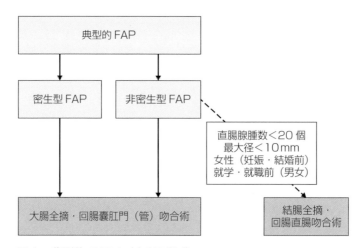

図 1　典型的 FAP に対する術式

（大腸癌研究会（編）．遺伝性大腸癌診療ガイドライン 2016 年版，金原出版，2016[8]）より許諾を得て転載・一部改変）

ある.

▌文献▐

1) Yamaguchi T, Yamamoto S, Fujita S, et al. Long-term outcome of metachronous rectal cancer following ileorectal anastomosis for familial adenomatous polyposis. J Gastrointest Surg 2010; **14**: 500-505 (ケースシリーズ)

2) Vasen HF, van Duijvendijk P, Buskens E, et al. Decision analysis in the surgical treatment of patients with familial adenomatous polyposis: a Dutch-Scandinavian collaborative study including 659 patients. Gut 2001; **49**: 231-235 (ケースシリーズ)

3) von Roon AC, Will OC, Man RF, et al. Mucosectomy with handsewn anastomosis reduces the risk of adenoma formation in the anorectal segment after restorative proctocolectomy for familial adenomatous polyposis. Ann Surg 2011; **253**: 314-317 (ケースシリーズ)

4) Aziz O, Athanasiou T, Fazio VW, et al. Meta-analysis of observational studies of ileorectal versus ileal pouch-anal anastomosis for familial adenomatous polyposis. Br J Surg 2006; **93**: 407-417 (メタ)

5) Olsen KØ, Juul S, Bülow S, et al. Female fecundity before and after operation for familial adenomatous polyposis. Br J Surg 2003; **90**: 227-231 (ケースシリーズ)

6) Nieuwenhuis MH, Douma KF, Bleiker EM, et al. Female fertility after colorectal surgery for familial adenomatous polyposis: a nationwide cross-sectional study. Ann Surg 2010; **252**: 341-344 (横断)

7) Bertario L, Russo A, Radice P, et al. Genotype and phenotype factors as determinants for rectal stump cancer in patients with familial adenomatous polyposis. Hereditary Colorectal Tumors Registry. Ann Surg 2000; **231**: 538-543 (ケースシリーズ)

8) 大腸癌研究会(編). 遺伝性大腸癌診療ガイドライン 2016 年版. 金原出版, 東京, 2016 (ガイドライン)

第8章 その他

Peutz-Jeghers 症候群 (PJS) における消化管サーベイランスの意義は？

回答

● PJS は消化管癌の発生リスクが高いため，サーベイランスにより癌の早期発見による予後改善が期待できる．

● 小腸のポリープ切除により重積による手術を回避しうる．

解説

Peutz-Jeghers 症候群は，皮膚・口唇の色素沈着と消化管の過誤腫性ポリポーシスを特徴とする常染色体優性遺伝の疾患であり，原因遺伝子のひとつとして *STK11* 遺伝子が同定されている[1,2]．本症患者は悪性腫瘍の高危険群であり，消化管癌として大腸癌，胃癌，小腸癌が発生する[3~5]．消化管外癌としては膵癌，乳癌と生殖器癌（卵巣癌，子宮体癌，子宮頸癌，精巣癌）の頻度が高い[3~5]．また，肺癌との関係を示唆するデータも報告されている．一方，本症では 20 歳までに 50% の患者が小腸ポリープを先進部とする腸重積で治療を要している[6]．以上のことから，本症では定期的なサーベイランスを行い，重積の原因となりうるポリープの予防的切除と悪性腫瘍の早期診断，および腸重積の回避が可能と考えられる[7~10]．

消化管のサーベイランスの方法としては上部・下部消化管内視鏡検査が第一選択である[8~10]．本症 48 家系 63 例を対象とし上部・下部内視鏡検査で切除されたポリープの遡及的検討では dysplasia・癌の頻度は 2.4% と報告されている[11]．一方，いわゆる *de novo* 癌の報告は散見されるが，サーベイランスにおける発見率は不明である．

小腸病変に対しては，欧米ではカプセル内視鏡検査と MR-enterography が有用とされている．いずれも X 線造影検査より病変検出能が高いこと，低侵襲であることがその根拠である[12~17]．これに対し，本邦や欧州諸国からは，バルーン内視鏡を併用した定期的小腸内視鏡検査と内視鏡的ポリペクトミーの有用性および安全性に関するデータが集積されている[18,19]．

消化管サーベイランスの施行間隔に関する一定した見解はない．一方で，*STK11* 遺伝子 exon 3 ないし exon 6 変異陽性で癌化リスクが上昇する[20,21]こと，切断型突然変異患者では若年時からポリープ発現が顕著であること[21]など，遺伝子型とサーベイランスの関係を示唆する報告がある．

文献

1) Beggs AD, Latchford AR, Vasen HF, et al. Peutz-Jeghers syndrome: a systematic review and recommendations for management. Gut 2010; **59**: 975-986

2) Aretz S, Stienen D, Uhlhaas S, et al. High proportion of large genomic STK11 deletions in Peutz-Jeghers syndrome. Hum Mutat 2005; **26**: 513-519（横断）

3) Boardman LA, Thibodeau SN, Schaid DJ, et al. Increased risk for cancer in patients with the Peutz-Jeghers syndrome. Ann Intern Med 1998; **128**: 896-899（横断）

4) van Lier MG, Westerman AM, Wagner A, et al. High cancer risk and increased mortality in patients with Peutz-Jeghers syndrome. Gut 2011; **60**: 141-147（コホート）

5) Giardiello FM, Brensinger JD, Tersmette AC, et al. Very high risk of cancer in familial Peutz-Jeghers syndrome. Gastroenterology 2000; **119**: 1447-1453（コホート）

6) van Lier MG, Mathus-Vliegen EM, Wagner A, et al. High cumulative risk of intussusception in patients with Peutz-Jeghers syndrome: time to update surveillance guidelines?. Am J Gastroenterol 2011; **106**: 940-945 (メタ)

7) Hinds R, Philp C, Hyer W, et al. Complications of childhood Peutz-Jeghers syndrome: implications for pediatric screening. J Pediatr Gastroenterol Nutr 2004; **39**: 219-220 (横断)

8) Schreibman IR, Baker M, Amos C, et al. The hamartomatous polyposis syndromes: a clinical and molecular review. Am J Gastroenterol 2005; **100**: 476-490 (横断)

9) Dunlop MG. Guidance on gastrointestinal surveillance for hereditary non-polyposis colorectal cancer, familial adenomatous polypolis, juvenile polyposis, and Peutz-Jeghers syndrome. Gut 2002; **51** (Suppl 5): V21-V27 (ガイドライン)

10) Mecklin JP, Nagengast FM, Parc Y, et al. Peutz-Jeghers syndrome: a systematic review and recommendations for management. Gut 2010; **59**: 975-986 (ガイドライン)

11) Latchford AR, Neale K, Phillips RK, et al. Peutz-Jeghers syndrome: intriguing suggestion of gastrointestinal cancer prevention from surveillance. Dis Colon Rectum 2011; **54**: 1547-1551 (コホート)

12) Brown G, Fraser C, Schofield G, et al. Video capsule endoscopy in Peutz-Jeghers syndrome: a blinded comparison with barium follow-through for detection of small-bowel polyps. Endoscopy 2006; **38**: 385-390 (コホート)

13) Postgate A, Hyer W, Phillips R, et al. Feasibility of video capsule endoscopy in the management of children with Peutz-Jeghers syndrome: a blinded comparison with barium enterography for the detection of small bowel polyps. J Pediatr Gastroenterol Nutr 2009; **49**: 41-423 (コホート)

14) Schulmann K, Hollerbach S, Kraus K, et al. Feasibility and diagnostic utility of video capsule endoscopy for the detection of small bowel polyps in patients with hereditary polyposis syndromes. Am J Gastroenterol 2005; **100**: 27-37 (ケースシリーズ)

15) Soares J, Lopes L, Vilas Boas G, et al. Wireless capsule endoscopy for evaluation of phenotypic expression of small-bowel polyps in patients with Peutz-Jeghers syndrome and in symptomatic first-degree relatives. Endoscopy 2004; **36**: 1030-1066 (横断)

16) Mata A, Llach J, Castells A, et al. A prospective trial comparing wireless capsule endoscopy and barium contrast series for small-bowel surveillance in hereditary GI polyposis syndromes. Gastrointest Endosc 2005; **61**: 721-725 (横断)

17) Gupta A, Postgate AJ, Burling D, et al. A prospective study of MR enterography versus capsule endoscopy for the surveillance of adult patients with Peutz-Jeghers syndrome. AJR Am J Roentgenol 2010; **195**: 108-116 (横断)

18) Ohmiya N, Nakamura M, Takenaka H, et al. Management of small-bowel polyps in Peutz-Jeghers syndrome by using enteroclysis, double-balloon enteroscopy, and videocapsule endoscopy. Gastrointest Endosc 2010; **72**: 1209-1216 (コホート)

19) Goverde A, Korsse SE, Wagner A, et al. Small-bowel Surveillance in Patients With Peutz-Jeghers syndrome: Comparing magnetic resonance enteroclysis and double balloon enteroscopy. J Clin Gastroenterol 2017; **51**: e27-e33 (非ランダム)

20) Lim W, Olschwang S, Keller JJ, et al. Relative frequency and morphology of cancers in STK11 mutation carriers. Gastroenterology 2004; **126**: 1788-1794 (横断)

21) Mehenni H, Resta N, Park JG, et al. Cancer risks in LKB1 germline mutation carriers. Gut 2006; **55**: 984-990 (コホート)

22) Salloch H, Reinacher-Schick A, Schulmann K, et al. Truncating mutations in Peutz-Jeghers syndrome are associated with more polyps, surgical interventions and cancers. Int J Colorectal Dis 2010; **25**: 97-107 (コホート)

第8章　その他

若年性ポリポーシスに伴う消化管悪性腫瘍に対するサーベイランス法は何か？

回答

- 1 年毎の上部・下部消化管内視鏡検査を行い，内視鏡切除を行う．
- すべてのポリープが切除された患者では 3 年毎の経過観察を行う．
- びまん性病変のため内視鏡切除が困難な場合，dysplasia や癌を生じた場合，十分なサーベイランス検査が行うことができない場合には予防的に罹患した消化管の切除を検討する．

解説

　若年性ポリポーシス (juvenile polyposis syndrome：JPS) は常染色体優性遺伝の形式をとる遺伝性消化管疾患であり，①結腸，直腸に 5 個以上の若年性ポリープ (juvenile polyp：JP) の存在，②全消化管にわたる JP の存在，③JPS の家族歴を有し消化管に 1 つ以上の JP の存在のいずれかを満たすものと定義されている[1]．結腸・直腸が好発部位であるが，胃や十二指腸，小腸にも生じることがあり全消化管にわたる検索が必要である．JPS は消化管悪性腫瘍のハイリスク症例であり，消化管癌の発生率は 17～55％とである[1~3]．また，一般人口と比較した大腸癌発症の相対危険度が 34.0 (95％CI 14.4～65.7) とする報告もある[4]．本邦報告例の解析では，全 171 例中胃癌が 31 例に，大腸癌が 29 例に，小腸癌が 2 例に発見されている[5]．

　JPS の原因遺伝子として *SMAD4* 遺伝子と *BMPR1A* 遺伝子が同定されている．*SMAD4* 変異例では胃病変が顕著でありこれらの遺伝子変異の有無を考慮したサーベイランスが推奨されている[6,7]．しかし，これらの遺伝子変異が証明されない症例も存在する[8]．また，サーベイランスを行ううえで遺伝学的検討を行う意義は明らかではない．

　JPS における消化管サーベイランスの開始時期，検査の間隔は一定しない[3,9,10]．Jass らの 87 例において大腸癌を発症した最若年例は 15 歳であり[1]，同年齢から血算および内視鏡検査によるサーベイランスを開始すべきとの意見がある．その場合，1 年毎の上部・下部消化管内視鏡検査を行い，病変が比較的少数にとどまる場合にはポリペクトミーによる切除を検討する．St. Marks 病院の 30 家系 44 例を対象とした遡及的検討では，内視鏡的に切除された大腸ポリープ 767 病変中腺腫は 65 病変，癌は 2 病変であった[11]．小腸に関しては手術時の術中内視鏡検査を推奨する意見[12]や，カプセル内視鏡検査による小腸病変の特徴の報告がある[13,14]．

　病変がびまん性に存在する症例，dysplasia 検出例，厳重な経過観察が困難な症例では罹患部位の予防的切術が考慮される．なお，大腸 JPS に対しては全大腸切除術が推奨されている[15]．また，本症ではしばしば遺伝性出血性血管拡張症（Rendu-Osler-Weber 病）に合致する血管拡張や心血管系疾患を合併することがあるので，全身検索が必要である[16,17]．

文献

1) Jass JR, Williams CB, Bussey HJ, et al. Juvenile polyposis: a precancerous condition. Histopathology 1988;

13: 619-630（ケースシリーズ）

2) Coburn MC, Pricolo VE, DeLuca FG, et al. Malignant potential in intestinal juvenile polyposis syndromes. Ann Surg Oncol 1995; **2**: 386-391（ケースシリーズ）

3) Howe JR, Mitros FA, Summers RW. The risk of gastrointestinal carcinoma in familial juvenile polyposis. Ann Surg Oncol 1998; **5**: 751-758（ケースシリーズ）

4) Brosens LA, van Hattem A, Hylind LM, et al. Risk of colorectal cancer in juvenile polyposis. Gut 2007; **56**: 965-967（ケースシリーズ）

5) Ishida H, Ishibashi K, Iwama T. Malignant tumors associated with juvenile polyposis syndrome in Japan. Surg Today 2018; **48**: 253-263

6) Howe JR, Ringold JC, Hughes JH, et al. Direct genetic testing for Smad4 mutations in patients at risk for juvenile polyposis. Surgery 1999; **126**: 162-170（ケースシリーズ）

7) Howe JR, Bair JL, Sayed MG, et al. Germline mutations of the gene encoding bone morphogenetic protein receptor 1A in juvenile polyposis. Nat Genet 2001; **28**: 184-187（ケースシリーズ）

8) Woodford-Richens K, Bevan S, Churchman M, et al. Analysis of genetic and phenotypic heterogeneity in juvenile polyposis. Gut 2000; **46**: 656-660（ケースシリーズ）

9) Wirtzfeld DA, Petrelli NJ, Rodriguez-Bigas MA. Hamartomatous polyposis syndromes: molecular genetics, neoplastic risk, and surveillance recommendations. Ann Surg Oncol 2001; **8**: 319-327

10) Zbuk KM, Eng C. Hamartomatous polyposis syndromes. Nat Clin Pract Gastroenterol Hepatol 2007; **4**: 492-502

11) Latchford AR, Neale K, Phillips RK, et al. Juvenile polyposis syndrome: a study of genotype, phenotype, and long-term outcome. Dis Colon Rectum 2012; **55**: 1038-1043

12) Rodriguez-Bigas MA, Penetrante RB, Herrera L, et al. Intraoperative small bowel enteroscopy in familial adenomatous and familial juvenile polyposis. Gastrointest Endosc 1995; **42**: 560-564（ケースシリーズ）

13) Postgate AJ, Will OC, Fraser CH, et al. Capsule endoscopy for the small bowel in juvenile polyposis syndrome: a case series. Endoscopy 2009; **41**: 1001-1004（ケースシリーズ）

14) Mata A, Llach J, Castells A, et al. A prospective trial comparing wireless capsule endoscopy and barium contrast series for small-bowel surveillance in hereditary GI polyposis syndromes. Gastrointest Endosc 2005; **61**: 721-725（横断）

15) Scott-Conner CE, Hausmann M, Hall TJ, et al. Familial juvenile polyposis: patterns of recurrence and implications for surgical management. J Am Coll Surg 1995; **181**: 407-413（ケースシリーズ）

16) Gallione CJ, Repetto GM, Legius E, et al. A combined syndrome of juvenile polyposis and hereditary haemorrhagic telangiectasia associated with mutations in MADH4 (SMAD4). Lancet 2004; **363**: 852-859（ケースシリーズ）

17) Syngal S, Brand RE, Church JM, et al. ACG clinical guideline: genetic testing and management of hereditary gastrointestinal cancer syndromes. Am J Gastroenterol 2015; **110**: 223-262（ガイドライン）

第8章　その他

Cowden 病に伴う悪性腫瘍とそのサーベイランス法は？

回答

● Cowden 病では乳癌や甲状腺癌の合併率が高いのでマンモグラフィーや超音波検査などでサーベイランスを行う．

解説

　Cowden 病は 1963 年に Lloyd らがはじめて報告した疾患で，顔面の多発性丘疹，口腔内粘膜の乳頭腫，消化管ポリポーシス，多臓器の多彩な腫瘍性病変などを特徴とする[1]．全消化管にポリポーシスを合併するが，組織学的には過形成または過誤腫であり，食道には白色扁平隆起を呈した glycogenic acanthosis を認めることが特徴的である[2]．常染色体優性遺伝の疾患であり，原因遺伝子として *PTEN* 遺伝子が同定されている[3]．*PTEN* 遺伝子の変異・欠失による類縁疾患として，Bannayan-Riley-Ruvalcaba 症候群，Proteus 症候群，Proteus 様症候群が知られている．

　Cowden 病は悪性腫瘍の高危険群であり，その合併率は 30％ 程度と報告されている[4]．なかでも甲状腺癌と乳癌の頻度が高く，次いで子宮癌，腎癌，および悪性黒色腫のリスクが高い[5]．甲状腺癌の発生率は 14％ と報告されており，乳頭腺癌が大部分を占める[6]．このため，小児期を含む診断初期からの年 1 回の超音波検査によるサーベイランスが推奨されている[7,8]．一方，乳癌は男性患者にも発生しうる腫瘍であり[9]，年 1 回のマンモグラフィー，超音波検査，MRI によるサーベイランスが推奨されている[10]．本症における消化管癌の発生リスクは不明であるが，定期的な上部・下部内視鏡検査を推奨する意見がある[10,11]．

文献

1) Lloyd KM, Dennis M. Cowden's disease. A possible new symptom complex with multiple systemic involvement. Ann Intern Med 1963; **58**: 136-142（ケースシリーズ）
2) Hobert JA, Eng C. PTEN hamartoma tumor syndrome: An overview. Genet Med 2009; **11**: 687-694
3) Liaw D, Marsh D, Li J, et al. Germline mutations of the PTEN gene in Cowden disease, an inherited breast and thyroid cancer syndrome. Nat Genet 1997; **16**: 64-67（ケースシリーズ）
4) Hanssen AM, Fryns JP. Cowden syndrome. J Med Genet 1995; **32**: 117-119
5) Syngal S, Brand RE, Church JM, et al. ACG clinical guideline: genetic testing and management of hereditary gastrointestinal cancer syndromes. Am J Gastroenterol 2015; **110**: 223-262（ガイドライン）
6) Milas M, Mester J, Metzger R, et al. Should patients with Cowden syndrome undergo prophylactic thyroidectomy? Surgery 2012; **152**: 1201-1210（横断）
7) Schultz KAP, Rednam SP, Kamihara J, et al. PTEN, DICER1, FH, and their associated tumor susceptibility syndromes: clinical features, genetics, and surveillance recommendations in childhood. Clin Cancer Res 2017; **23**: e76-e82
8) Daly MB, Pilarski R, Berry M, et al. NCCN guidelines insights: genetic/familial high-risk assessment: breast and ovarian, version 2.2017. J Natl Comp Cancer 2017; **15**: 9-20（ガイドライン）
9) Pilarski R, Eng C. Will the real Cowden syndrome please stand up (again)? Expanding mutational and clinical spectra of the PTEN hamartoma tumour syndrome. J Med Genet 2004; **41**: 323-326
10) Wirtzfeld DA, Petrelli NJ, Rodriguez-Bigas MA. Hamartomatous polyposis syndrome: molecular genetics, neoplastic risk, and surveillance recommendations. Ann Surg Oncol 2001; **8**: 319-327
11) Schreibman IR, Baker M, Amos C, et al. The hamartomatous polyposis syndromes: a clinical and molecular review. Am J Gastroenterol 2005; **100**: 476-490

BQ 8-11

Cronkhite-Canada 症候群の治療方針は？

回答

- 副腎皮質ホルモン投与が有効であるが，投与量や投与期間について一定の見解はない．
- 栄養療法，抗菌薬，ヒスタミン受容体拮抗薬などの薬物方法も有効な場合がある．
- 重積や穿孔などの重篤な合併症をきたした場合には外科治療を考慮する．

解説

　Cronkhite-Canada 症候群は 1955 年に Cronkhite と Canada がはじめて報告した皮膚色素沈着，脱毛，爪甲萎縮，消化管ポリポーシスを特徴とする非遺伝性疾患である[1]．消化管に発生するポリープの組織像は，過形成ポリープもしくは若年性ポリープに類似しており，ポリポーシスに起因する消化管からの蛋白漏出により高率に低蛋白血症をきたす．大腸癌や胃・十二指腸癌など消化管癌の合併例が報告されているが，悪性腫瘍のリスクは不明である[2,3]．なお，本邦 210 例の横断研究では，胃癌と大腸癌の発生率がそれぞれ 9.1％と 19.5％となっており，消化管癌の高危険群と考えられる[4]．

　本症の主な治療法はステロイドの全身投与である[5]．しかし，投与法，投与期間に関する一定の見解はない[1,6]．前述した本邦の横断研究で 108 例におけるステロイド投与後 3 年間の経過が分析され，66 例は寛解維持，16 例は再発，26 例は慢性持続性に経過している[4]．ステロイド以外の治療法として，栄養療法[1,7]，抗菌薬[8]，ヒスタミン受容体拮抗薬[9]の奏効例の記載があり，さらに近年ではチオプリン，シクロスポリン，抗 TNF-α が有効であったとする症例が報告されいる．しかしながら，ステロイド以外の治療法に関するエビデンスは皆無である．したがって，副腎皮質ホルモン投与を中心として患者個別の治療法を注意深く探っていくこととなる．

文献

1) Cronkhite LW, Canada WJ. Generalized gastrointestinal polyposis: An unusual syndrome of polyposis, pigmentation, alopecia and onychotrophia. N Engl J Med 1955; **252**: 1011-1015（ケースシリーズ）
2) Daniel ES. The Cronkhite-Canada syndrome. Probl Gen Surg 1993; **10**: 699-705
3) Ward EM, Wolfsen HC. Review article: the non-inherited gastrointestinal polyposis syndromes. Aliment Pharamacol Ther 2002; **16**: 333-342
4) Watanabe C, Komoto S, Tomita K, et al. Endoscopic and clinical evaluation of treatment and prognosis of Cronkhite-Canada syndrome: a Japanese nationwide survey. J Gastroenterol 2016; **51**: 327-336（横断）
5) Ward EM, Wolfsen HC. Pharmacological management of Cronkhite-Canada syndrome. Expert Opin Pharmacother 2003; **4**: 385-389
6) Goto A, Mimoto H, Shibuya C, et al. Cronkhite-Canada syndrome: an analysis of clinical features and follow-up studies of 80 cases reported in Japan. Arch Jpn Chir 1988; **57**: 506-525（ケースシリーズ）
7) Schmidt M, Sturm G. Cronkhite-Canada syndrome. Fortschr Geb Röntgnstr Nukleamed 1974; **120**: 310-314
8) Daniel ES, Ludwig SL, Lewin KJ, et al. Cronkhite-Canada syndrome: an analysis of clinical and pathologic features and therapy in 55 patients. Medicine 1982; **61**: 293-309（ケースシリーズ）
9) Ward E, Wolfsen HC, Ng C. Medical management of Cronkhite-Canada syndrome. Southern Med J 2002; **95**: 272-274

第8章　その他

Lynch 症候群の概念と診断基準は？

回答

● ミスマッチ修復遺伝子異常を原因とし，家系内に大腸を主として子宮内膜，小腸，尿管や腎，胃などの悪性腫瘍が発生する常染色体優性遺伝性疾患である．診断基準はアムステルダム基準 II と改訂ベセスダガイドラインによってスクリーニングされ，マイクロサテライト不安定性検査（MSI 検査）およびミスマッチ修復遺伝子検査により診断される．

解説

　Lynch 症候群は，遺伝性非ポリポーシス大腸癌：hereditary non-polyposis colorectal cancer（HNPCC）と同一の疾患である[1]．1966 年 Lynch らが大腸癌や子宮内膜癌が多発する家系を報告し，1984 年 Boland らにより癌発生が大腸癌に限られる Lynch 症候群 I と大腸癌以外にも癌のみられる Lynch 症候群 II に分類．区別しない場合は Lynch 症候群あるいは HNPCC と呼称されるようになり，1990 年のアムステルダムでの国際研究グループのワークショップで HNPCC に統一され，アムステルダム基準 I が提唱されたが，原因遺伝子の変異を認めても基準を満たさない家系や基準を満たしても原因遺伝子が同定されない家系が多く認められることなどから，1998 年改訂アムステルダム基準 II が提唱された（表 1）．HNPCC の名称については，大腸以外の臓器に多彩な悪性腫瘍が発生する本疾患の特徴を踏まえ，現在は Lynch 症候群の名称を用いることが推奨されている[1]．

　Lynch 症候群では，一般の大腸癌に比べ若年発症，異時性・多発性で右側結腸に好発し，散発性大腸癌より低分化腺癌の頻度が高い[2]．大腸癌以外に，子宮内膜癌，卵巣癌，胃癌，小腸癌，胆道癌，膵癌，腎盂・尿管癌など多彩な悪性腫瘍が発生する[3]．診断は，Lynch 症候群が疑われる臨床情報（家族歴，発症年齢，関連癌，病理組織像）を有する患者に対し，アムステルダム基準 II（表 1）[4]や改訂ベセスダガイドライン（表 2）[3]を満たすかを確認する．疑われるものに対し腫瘍組織のマイクロサテライト不安定性（MSI）検査で高頻度マイクロサテライト不安定性（MSI-H）を認めれば Lynch 症候群の可能性が高く[5]，ミスマッチ修復遺伝子検査で確定診断される[1]．

表1　アムステルダム基準 II

少なくとも 3 人の血縁者が Lynch 症候群関連腫瘍（大腸癌，子宮内膜癌，腎盂・尿管癌，小腸癌）に罹患しており，以下のすべてを満たしている．
1. 1 人の罹患者はその他の 2 人に対して第 1 度近親者である
2. 少なくとも連続する 2 世代で罹患している
3. 少なくとも 1 人の癌は 50 歳未満で診断されている
4. FAP が除外されている
5. 腫瘍は病理学的に癌であることが確認されている

(Vasen HF. J Clin Oncol 2000; 18: 81S-29S [4] より引用)

表2　改訂ベセスダガイドライン

以下の項目のいずれかを満たす大腸癌患者には，腫瘍の MSI 検査を行うことが推奨される．

1. 50 歳未満で診断された大腸癌
2. 年齢にかかわりなく，同時性あるいは異時性大腸癌あるいはその他のリンチ症候群関連腫瘍*がある
3. 60 歳未満で診断された MSI-H の組織学的所見**を有する大腸癌
4. 第 1 度近親者が 1 人以上リンチ症候群関連腫瘍に罹患しており，そのうちひとつは 50 歳未満で診断された大腸癌
5. 年齢にかかわりなく，第 1 度あるいは第 2 度近親者の 2 人以上がリンチ症候群関連腫瘍と診断されている患者の大腸癌

* リンチ症候群関連腫瘍：大腸癌，子宮内膜癌，胃癌，卵巣癌，膵癌，胆道癌，小腸癌，腎盂・尿管癌，脳腫瘍（通常はターコット症候群にみられる glioblastoma），ムア・トレ症候群の皮脂腺腫や角化棘細胞腫
** MSH-H の組織学的所見：リンパ球浸潤，クローン様リンパ球反応，粘液癌・印環細胞癌様分化，髄様増殖

(Umar A, et al. J Natl Cancer Inst 2004; 96: 261-268 [3] より引用)

▌文献▌

1) 遺伝性大腸癌診療ガイドライン 2016 年版，金原出版，東京，2016（ガイドライン）
2) 山本博幸，谷口博昭，田沼徳真，ほか．遺伝性非ポリポーシス大腸癌（HNPCC）．臨牀消化器内科 2010; **25**: 1341-1348（横断）
3) Umar A, Boland CR, Terdiman JP, et al. Revised Bethesda guidelines for hereditary nonpolyposis colorectal cancer (Lynch syndrome) and microsatellite instability. J Natl Cancer Inst 2004; **96**: 261-268（ガイドライン）
4) Vasen HF. Clinical diagnosis and management of hereditary colorectal cancer syndromes. J Clin Oncol 2000; **18**: 81S-29S（ガイドライン）
5) 菅野康吉．HNPCC 診断と問題点．大腸癌 Fronter 2010; **3**: 37-40（横断）

第8章　その他

潰瘍性大腸炎における dysplasia の考え方と診断基準とは？

回答

● 潰瘍性大腸炎に特徴的な前癌病変と考えられている．dysplasia の診断基準は Riddel らの基準と厚生省特定疾患難治性炎症性腸管障害調査研究班による判定基準がある．

解説

　大腸癌を合併した潰瘍性大腸炎の大腸粘膜には前癌病変と考えられている腫瘍性異型上皮（dysplasia）が認められることが知られている[1]．したがって，dysplasia は癌の発生や癌の併存の予測に有用な指標とされている[1]．

　潰瘍性大腸炎では炎症や再生異型がしばしばみられるために，これらの反応性異型と腫瘍性異型である dysplasia との病理学鑑別が困難なことがある．dysplasia の分類は，欧米で広く使用されている Riddell らの分類[1]と本邦で使用が推奨されている厚生省特定疾患難治性炎症性腸管障害調査研究班による判定基準がある[2]．

　前者は，dysplasia を，negative for dysplasia，indefinite for dysplasia，positive for dysplasia に分類する．indefinite for dysplasia をさらに probably negative と probably positive に分け，positive for dysplasia も low grade と high grade に分類する．後者は，UC-1：炎症性変化，UC-Ⅱ：炎症性か腫瘍性か判定に迷う変化，UC-Ⅲ：腫瘍性変化であるが癌と判定できないもの，UC-Ⅳ：癌，に分類する．UC-Ⅱは炎症性変化がより疑われるもの（UC-Ⅱa）と腫瘍性変化がより疑われるもの（UC-Ⅱb）に亜分類する．dysplasia の判定で問題になるのは，サンプリングエラーと病理医間の診断の相違である[3]．潰瘍性大腸炎による発癌は炎症性変化から dysplasia にいたり，最終的には癌になるという多段階発癌過程仮説が一般的に受け入れられている[1]．dysplasia は前癌病変で前述したように腫瘍性病変と定義されている[1]．いずれの肉眼型であっても high grade dysplasia に関する扱いは同じで大腸切除術が推奨されるが[3,5]，low grade dysplasia の場合の扱いは両者で異なっている[3,6]．隆起型の場合は grade にかかわらず大腸切除であるが，表面型の場合は low grade の扱いはサーベイランスの強化と大腸切除術の双方の考え方がある[6]．隆起型の場合，孤発性大腸腺腫との鑑別が必要である．両者は治療方針が異なっており，鑑別は臨床的にも重要である．近年，潰瘍性大腸炎関連腫瘍に対する内視鏡所見の肉眼分類として SCENIC（Surveillance for Colorectal Endoscopic Neoplasia Detection and Management in Inflammatory Bowel Disease Patients）肉眼分類が提唱された[4]．SCENIC 肉眼分類では存在診断が可能な病変を隆起型と表面型に大別している[4]．本分類は本邦の早期大腸癌の肉眼分類に類似している．しかし，この分類は組織学的異型度については言及されていない．また，病変表層部分で dysplastic 上皮と非 dysplasic 上皮が混在している所見も隆起型の所見として有用とされる[3]．補助診断として，TP53 が陽性，増殖領域の非上方シフトも dysplasia の診断に有用とされる[3,7]．

文献

1) Riddell RH, Goldman H, Ransohoff DF, et al. Dysplasia in inflammatory bowel disease: standardized classification with provisional clinical applications. Hum Pathol 1983; **14**: 931-968

2) Konishi F, Wakasa H, Kino I, et al. Histological classification of the neoplastic changes arising in ulcerative colitis: a new proposal in Japan. J Gastroenterol 1995; **30** (Suppl 8): 20-24

3) Odze R. Diagnostic problems and advances in inflammatory bowel disease. Mod Pathol 2003; **16**: 347-358

4) Laine L, Kaltenbach T, Barkun A, et al. SCENIC international consensus statement on surveillance and management of dysplasia in inflammatory bowel disease. Gastroenterology 2015; **148**: 639-651.e28

5) Connell WR, Lennard-Jones JE, Williams CB, et al. Factors affecting the outcome of endoscopic surveillance for cancer in ulcerative colitis. Gastroenterology 1994; **107**: 934-944（コホート）

6) Woolrich AJ, DaSilva MID, Korelitz BI. Surveillance in the routine management of ulcerative colitis: the prediction value of low-grade dysplasia. Gastroenterology 1992; **103**: 431-438（ケースコントロール）

7) Odze RD. Adenomas and adenoma-like DALMs in chronic ulcerative colitis: a clinical, pathologic, and molecular review. Am J Gastroenterol 1999; **94**: 1746-1750（ケースコントロール）

第8章 その他

家族性大腸腺腫症 (FAP) と attenuated FAP (AFAP) で治療方針は同じか？

推奨

● FAP と AFAP では，ともに若年時から大腸内視鏡検査によるサーベイランスを推奨する．　　【推奨の強さ：強（合意率 100%），エビデンスレベル：C】
● AFAP でも大腸癌を合併するため，予防的大腸切除を推奨する．
【推奨の強さ：強（合意率 100%），エビデンスレベル：C】

解説

attenuated FAP（AFAP）の診断基準は，25 歳以上で 100 個未満の大腸腺腫を有する患者とされる[1]．AFAP では *APC* 遺伝子と *MUTYH* 遺伝子の変異陽性者がみられるが，いずれも大腸癌が高率に発生する[2~4]．そのため，若年時より定期的に大腸内視鏡検査によるサーベイランスを行う必要がある．大腸内視鏡検査で経過観察を受け，生涯を通して大腸癌発生のなかった AFAP 患者の報告はあるが[5]，大腸癌の高リスク群であるので予防的大腸切除が勧められる[1,6,7]．結腸全摘・回腸直腸吻合術（IRA）後は残存直腸癌発生のリスクがあるが，直腸に腺腫の少ない AFAP では IRA 後の残存直腸癌発生が低率であるため，予防的手術の術式として IRA を考慮する．しかし，術後長期間にわたる残存直腸のサーベイランスを要する．一方，FAP では全大腸切除・回腸嚢肛門吻合術（IPAA）が望ましい[8]．手術拒否患者に対して内視鏡的ポリペクトミーによる慎重な経過観察が試みられているが，長期治療効果はいまだ不明である[9]．

文献

1) Knudsen AL, Bülow S, Tomlinson I, et al. Attenuated familial adenomatous polyposis: results from an international collaborative study. Colorectal Dis 2010; **12**: e243-e249 （ケースシリーズ）
2) Leite JS, Isidro G, Martins M, et al. Is prophylactic colectomy indicated in patients with MYH-associated polyposis? Colorectal Dis 2005; **7**: 327-331 （ケースシリーズ）
3) Cattaneo F, Molatore S, Mihalatos M, et al. Heterogeneous molecular mechanisms underlie attenuated familial adenomatous polyposis. Genet Med 2007; **9**: 836-841 （ケースシリーズ）
4) Neklason DW, Stevens J, Boucher KM, et al. American founder mutation for attenuated familial adenomatous polyposis. Clin Gastroenterol Hepatol 2008; **6**: 46-52 （ケースシリーズ）
5) Burt RW, Leppert MF, Slattery ML, et al. Genetic testing and phenotype in a large kindred with attenuated familial adenomatous polyposis. Gastroenterology 2004; **127**: 444-451 （ケースシリーズ）
6) Nielsen M, Hes FJ, Nagengast FM, et al. Germline mutations in APC and MUTYH are responsible for the majority of families with attenuated familial adenomatous polyposis. Clin Genet 2007; **71**: 427-433 （ケースシリーズ）
7) Syngal S, Brand RE, Church JM, et al. ACG clinical guideline: genetic testing and management of hereditary gastrointestinal cancer syndromes. Am J Gastroenterol 2015; **110**: 223-262 （ガイドライン）
8) Bülow Cl Vasen H, Järvinen H, et al. Ileorectal anastomosis is appropriate for a subset of patients with familial adenomatous polyposis. Gastroenterology 2000; **119**: 1454-1460 （横断）
9) Ishikawa H, Mutoh M, Iwama T, et al. Endoscopic management of familial adenomatous polyposis in patients refusing colectomy. Endoscopy 2016; **48**: 51-55 （コホート）

FRQ 8-1　　　　　　　　　　　　　　　　(2) ポリポーシス・遺伝性腫瘍

Lynch 症候群に対する術式は何か？

回答

● Lynch 症候群の大腸癌に対し拡大手術を行うべきかどうか一定のコンセンサスが得られていない.
● 大腸癌を発症していない Lynch 症候群患者に対する予防的大腸切除の適応については一定のコンセンサスが得られていない.

解説

　Lynch 症候群の異時性大腸癌発症に関するコホート研究によると，初発大腸癌に対して，大腸部分切除を施行した患者の異時性大腸癌の発生率は，術後 10 年で 16%，術後 20 年で 41%，術後 30 年で 62% であったのに対し，結腸（亜）全摘を施行された患者は異時性大腸癌の発生を認めなかった[1].だたし，Lynch 症候群の大腸癌に対し拡大手術を行うことの有用性に関する前向き臨床試験はない.したがって，患者の年齢，初発大腸癌の根治性，併存症などを考慮して，異時性大腸癌発生のリスク，術後の QOL，サーベイランスの必要性や限界を含めて患者に説明し，散発性大腸癌と同様の手術を行うか，拡大手術を行うかを判断すべきである.

　DNA ミスマッチ修復（MMR）遺伝子の変異を診断された Lynch 症候群患者に関するコホート研究によると，*MLH1*，*MSH2*，あるいは *MSH6* 遺伝子に変異を持つキャリアの大腸癌発生リスクは男性で 66～74%，女性で 30～52.2% であり[2-4]，生涯にわたって大腸癌を発症しないキャリアも相当数いることから，一律に予防的大腸切除術を推奨することはできない.

文献

1) Parry S, Win AK, Parry B, et al. Metachronous colorectal cancer risk for mismatch repair gene mutation carriers: the advantage of more extensive colon surgery. Gut 2011; **60**: 950-957（ケースシリーズ）
2) Stoffel E, Mukherjee B, Raymond VM, et al. Calculation of risk of colorectal and endometrial cancer among patients with Lynch syndrome. Gastroenterology 2009; **137**: 1621-1627（ケースシリーズ）
3) Dunlop MG, Farrington SM, Carothers AD, et al. Cancer risk associated with germline DNA mismatch repair gene mutations. Hum Mol Genet 1997; **6**: 105-110（ケースシリーズ）
4) Hampel H, Stephens JA, Pukkala E, et al. Cancer risk in hereditary nonpolyposis colorectal cancer syndrome: later age of onset. Gastroenterology 2005; **129**: 415-421（ケースシリーズ）

第8章　その他

潰瘍性大腸炎に合併する dysplasia/早期癌の形態的特徴は？

回答

- 境界や立ち上がりが不明瞭な顆粒状隆起で，絨毛状の表面構造を呈する病変が多い.
- 周囲と異なる色調（発赤）や表面構造の違いでしか認識できない平坦な病変も存在する.

解説

　炎症粘膜を背景に発生する潰瘍性大腸炎の早期大腸癌・dysplasia は，発生および進展に炎症が関与するため，従来の表在型肉眼形態分類にあてはまらないことが多く，病変の境界や立ち上がりが不明瞭で丈の低い顆粒状の隆起が多い[1~3]. また，生検の結果はじめて認識されるような，通常内視鏡観察では認識が困難な平坦型 dysplasia が存在する（図 1）. 隆起病変の周囲にも平坦な病変が連続して広がっていることが多い. サーベイランスにあたってはわずかな顆粒状の隆起や，周囲と異なる発赤を示す領域に注意する. 背景に活動性の炎症があると病変として認識することが困難なことが少なくない.

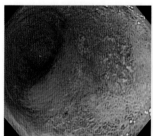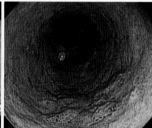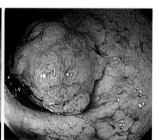

図 1　典型的な内視鏡像

文献

1) Matsumoto T, Iwao Y, Igarashi M, et al Endoscopic and chromoendoscopic atlas featuring dysplastic lesions in surveillance colonoscopy for patients with long standing ulcerative colitis. Inflamm Bowel Dis 2008; **14**: 259-264（ケースシリーズ）
2) Laine L, Kaltenbach T, Barkun A, et al. SCENIC international consensus statement on surveillance and management of dysplasia in inflammatory bowel disease. Gastroenterology 2015; **148**: 639-651.e28（ガイドライン）（Gastrointest Endosc 2015; **81**: 489-501 e26 にも同時掲載）
3) Sugimoto S, Naganuma M, Iwao Y, et al. Endoscopic morphologic features of ulcerative colitis-associated dysplasia classified according to the SCENIC consensus statement. Gastrointest Endosc 2017; **85**: 639-646（ケースシリーズ）

CQ 8-4

潰瘍性大腸炎に対する癌化サーベイランスの対象と方法は？

推奨

- 罹患年数 6〜8 年以上の全大腸炎型および左側大腸炎型患者を対象として初回サーベイランスを施行することを推奨する.
  【推奨の強さ：**強**（合意率 100%），エビデンスレベル：**B**】
- 内視鏡的寛解を確認できていない患者ではそれ以前に開始することを提案する.
  【推奨の強さ：**弱**（合意率 100%），エビデンスレベル：**B**】
- 色素内視鏡検査（コントラスト法）や NBI 観察を併用した全大腸内視鏡検査を施行し，隆起性病変や周囲と異なる粘膜性状，色調を呈する部位に注意して狙撃生検を行うことを推奨する.
  【推奨の強さ：**強**（合意率 100%），エビデンスレベル：**B**】
- 区域ごとにステップバイオプシーを併用することを提案する.
  【推奨の強さ：**弱**（合意率 100%），エビデンスレベル：**B**】

第8章 その他

解説

　潰瘍性大腸炎に対する内視鏡的癌サーベイランスは，大腸癌死亡の抑制効果があることが示されている[1]. サーベイランスの開始時期は，欧米のガイドラインでは発症後 10 年[2]，8 年[3] とされている. 炎症が残存していると病変の発見が難しく，内視鏡的寛解期にサーベイランス内視鏡検査を行うことが望ましいが，寛解が達成できない場合はその限りではない.

　検査間隔については，大腸癌発生リスクを層別化し，リスクに応じたサーベイランス間隔の設定が推奨されている. The British Society of Gastroenterology（BSG）および The Association of Coloproctology for Great Britain and Ireland（ACPGBI）によるガイドラインでは[2]，①lower risk：内視鏡的および組織学的に炎症のない全大腸炎型，左側大腸炎型，②intermediate risk：軽度の炎症のある全大腸炎型，炎症性ポリープあり，50 歳以上の 1 親等に大腸癌の家族歴あり，③higher risk：中等症以上の活動性を有する全大腸炎型，過去 5 年以内に狭窄あり，過去 5 年以内に dysplasia あり，原発性硬化性胆管炎の合併，50 歳未満の 1 親等に大腸癌の家族歴あり，と層別化し，lower risk は 5 年ごと，intermediate risk は 3 年ごと，higher risk は毎年の screening colonoscopy を推奨している. European Crohns' and Colitis Organization（ECCO）のガイドラインでは[3]，高度危険群すなわち強い炎症，炎症性ポリープ，管腔狭小化，low grade dysplasia（LGD）の検出歴があるものは 1 年，中等度危険群（軽い炎症の持続）は 2〜3 年，低度危険群（内視鏡的寛解）は 5 年に一度はサーベイランスを行うことが望ましいとしている.

　検査法に関してはインジゴカルミンなどの色素内視鏡検査の併用により，検出率が高くなることが示されている[4〜6]. narrow-band imaging（NBI）の有効性については結論が出ていない[6,7].

　従来，欧米で行われてきた盲目的に多数生検を行う方法と比較し，狙撃生検によるサーベイランス法の非劣勢が示されているが[8]，内視鏡的な視認が困難な病変が少なくないため，上記のガイドラインでは区域ごとにステップバイオプシーを施行することが推奨されている[1,2].

▌文献▐

1) Bye WB, Ma C, Nguyen TM, et al. Strategies for detecting colorectal cancer in patients with inflammatory bowel disease: A Cochrane systematic review and meta-analysis. Am J Gastroenterol 2018; **113**: 1801-1809 （コホート）［検索期間外文献］

2) Cairns SR, Scholefield JH, Steele RJ, et al. Guidelines for colorectal cancer screening and surveillance in moderate and high risk groups (update from 2002). Gut 2010; **59**: 666-689 （ガイドライン）

3) Van Assche G, Dignass A, Bokemeyer B, et al. Second European evidence-based consensus on the diagnosis and management of ulcerative colitis Part3: Special situations. J Crohns Colitis 2013; **7**: 1-33 （ガイドライン）

4) Kiesslich R, Fritsch J, Holtmann M, et al. Methylene blue-aided chromoendoscopy for the detection of intraepithelial neoplasia and colon cancer in ulcerative colitis. Gastroenterology 2003; **124**: 880-888 （メタ）

5) Subramanian V, Mannath J, Ragunath K, et al. Meta-analysis: the diagnostic yield of chromoendoscopy for detecting dysplasia in patients with colonic inflammatory bowel disease. Aliment Pharmacol Ther 2011; **33**: 304-312 （メタ）

6) Laine L, Kaltenbach T, Barkun A, et al. SCENIC international consensus statement on surveillance and management of dysplasia in inflammatory bowel disease. Gastroenterology 2015; **148**: 639-651.e28 （ガイドライン）（Gastrointest Endosc 2015; **81**: 489-501 e26 にも同時掲載）

7) Dekker E, van den Broek FJ, Reitsma JB, et al. Narrow-band imaging compared with conventional colonoscopy for the detection of dysplasia in patients with longstanding ulcerative colitis. Endoscopy 2007; **39**: 216-221 （メタ）

8) Watanabe T, Ajioka Y, Mitsuyama K, et al. Comparison of Targeted vs Random Biopsies for Surveillance of Ulcerative Colitis-Associated Colorectal Cancer. Gastroenterology 2016; **151**: 1122-1130 （ランダム）

CQ 8-5　　　　　　　　　　　　　　（3）潰瘍性大腸炎関連腫瘍/癌

潰瘍性大腸炎に dysplasia/癌が検出されたらすべて手術適応か（low grade dysplasia（LGD）でも手術適応か）？

推奨

● 平坦粘膜から LGD が検出された場合は，複数の病理にコンサルトすることを提案する．　　　　　　【推奨の強さ：弱（合意率 100%），エビデンスレベル：C】

● 隆起性病変から LGD が検出された場合には，通常腺腫の可能性が高い場合は内視鏡切除を行って，詳細な病理学的検索を行うことを推奨する．
　　　　　　　　　　　　【推奨の強さ：強（合意率 100%），エビデンスレベル：C】

● 一方，癌および high grade dysplasia（HGD）が認められ，慢性炎症を背景に発生したと判断された場合には大腸全摘術の適応であり，行うことを推奨する．
　　　　　　　　　　　　【推奨の強さ：強（合意率 100%），エビデンスレベル：C】

解説

　平坦粘膜から生検で low grade dysplasia（LGD）と判定された病変の取り扱いについては，現時点では一定の見解が得られていない．LGD と判定された症例の経過観察により，高頻度に high grade dyplasia（HGD）や癌が発生したという報告[1~3]と，進行する例は少ないとする報告[4,5]の両者がある．最近のメタアナリシスでは，大腸癌に進展する率は 0.8% とする報告がある[6]．病理医による判定基準の乖離という問題点も大きいため，現時点では平坦病変から LGD が検出された場合は，経験のある複数の病理医にコンサルトすることが望ましく，そのうえで経験のある消化器専門医，大腸外科専門医が合議のうえでフォローアップ期間を決定すべきである．

　隆起性の LGD では，まず通常腺腫との鑑別が重要である．通常腺腫の可能性が高いと判断された場合は，内視鏡切除を行って病理組織学的に精査する[7,8]．一方，隆起型 dysplasia と判断された場合，表層の異型度が低くても深層では異型度の高い場合や，浸潤癌を伴っていることがありうるため，3ヵ月を目処に，より厳重なフローアップを行う．なお，罹患範囲外に発生した通常腺腫については内視鏡切除で問題ない[7,8]．

文献

1) Ulman T, Croog V, Harpaz N, et al. Progression of flat low-grade dysplasia to advanced neoplasia in patients with ulcerative colitis. Gastroenterolgy 2003; **125**: 1311-1319（ケースシリーズ）
2) Ullman TA, Loftus EV Jr, Kakar S, et al. The fate of low grade dysplasia in ulcerative colitis. Am J Gastroenterol 2002; **97**: 922-927（コホート）
3) Thomas T, Abrams KA, Robinson RJ, et al. Meta-analysis: cancer risk of low grade dysplasia in chronic ulcerative colitis. Aliment Pharmacol Ther 2007; **25**: 657-668（メタ）
4) Pekow JR, Hetzel JT, Rothe JA. Outcome after surveillance of low-grade and indefinite dysplasia in patients with ulcerative colitis. Inflamm Bowel Dis 2010; **16**: 1352-1356（ケースシリーズ）
5) Befrits R, Ljung T, Jaramillo E, et al. Low-grade dysplasia in extensive, long-standing inflammatory bowel disease: a follow-up study. Dis Colon Rectum 2002; **45**: 615-620（コホート）
6) Fumery M, dulia PS, Gupta S, et al. Incidence, risk factorsm and outcomes of colorectal cancer in patient with ulcerative colitis with low-grade dysplasia: a systematic review and meta-analysis. Clin Gastroenterol Hepatol 2017; **15**: 665-674（メタ）

第8章　その他

7) Van Assche G, Dignass A, Bokemeyer B, et al. Second European evidence-based consensus on the diagnosis and management of ulcerative colitis Part3: Special situations. J Crohns Colitis 2013; **7**: 1-33（ガイドライン）

8) Laine L, Kaltenbach T, Barkun A, et al. SCENIC international consensus statement on surveillance and management of dysplasia in inflammatory bowel disease. Gastroenterology 2015; **148**: 639-651.e28（ガイドライン）（Gastrointest Endosc 2015; **81**: 489-501 e26 にも同時掲載）

FRQ 8-2

潰瘍性大腸炎における隆起型 dysplasia と通常腺腫の鑑別診断は？

回答

● 通常腺腫と比較して dysplasia は病変の境界や立ち上がりが不明瞭なことが多い．周囲粘膜の平坦型 dysplasia の有無も確認し，p53 免疫染色を行う．

解説

　潰瘍性大腸炎にも炎症が関与しない通常腺腫，大腸癌が発生しうる．罹患範囲外にある隆起性腫瘍性病変は，基本的に通常腺腫，大腸癌と判断してよい[1]．一方，罹患範囲内に発生した腫瘍性病変については慎重な取り扱いが必要である．従来は，隆起型の腫瘍性病変は，同時性，異時性の多発の可能性および浸潤病変の併存率が高いことから，発見時点で全大腸切除術の適応とされていた．近年，形態的に境界や立ち上がりが明瞭な通常の腺腫と鑑別がつかない病変は，厳重な経過観察が必要ではあるが，局所治療が容認されるようになってきた[2~5]．

　炎症粘膜を背景として発生した隆起型 dysplasia と通常腺腫の可能性が高い病変とを鑑別するには，形態学的な特徴に加え，隆起型 dysplasia では，①周囲粘膜まで dysplasia の拡がりがみられる，②表層分化傾向がみられること，③p53 が強陽性であること，などが鑑別に有用とされる[6,7]．病理組織学的鑑別診断および治療方針の決定にあたっては，経験のある専門医にコンサルトすることが望ましい[5]．

文献

1) Torres C, Antonioli D, Odze RD. Polypoid dysplasia and adenomas in inflammatory bowel disease: a clinical, pathologic, and follow-up study of 89 polyps from 59 patients. Am J Surg Pathol 1998; **22**: 275-284（ケースシリーズ）

2) Ozde RD, Farraye FA, Hecht JL, et al. Long-term follow-up after polypectomy treatment for adenoma-like dysplastic ledions in ulcerative colitis. Clin Gstroenterol Hepatol 2004; **2**: 534-541（ケースシリーズ）

3) Vieth M, Behrens H, Stolte M. Sporadic adenoma in ulcerative colitis: endoscopic rescection is an adequate treatment. Gut 2006; **55**: 1151-1155（コホート）

4) Laine L, Kaltenbach T, Barkun A, et al. SCENIC international consensus statement on surveillance and management of dysplasia in inflammatory bowel disease. Gastroenterology 2015; **148**: 639-651.e28（ガイドライン）（Gastrointest Endosc 2015; **81**: 489-501 e26 にも同時掲載）

5) Magro F Gionchetti P Eliakim R, et al. Third European Evidence-based Consensus on Diagnosis and Management of Ulcerative Colitis. Part 1: Definitions, Diagnosis, Extra-intestinal Manifestations, Pregnancy, Cancer Surveillance, Surgery, and Ileo-anal Pouch Disorders. J Crohns Colitis. 2017; **11**: 649-670（ガイドライン）

6) Mueller E, Vieth M, Stolte M, et al. The differentiation of true adenomas from colitis-associated dysplasia in ulcerative colitis: a comparative immunohistochemical study. Hum Pathol 1999; **30**: 898-905（ケースシリーズ）

7) Fogt F, Urbanski SJ, Sanders ME, et al. Distinction between dysplasia-associated lesion or mass (DALM) and adenoma in patients with ulcerative colitis. Hum Pathol 2000; **31**: 288-291（ケースシリーズ）

第8章　その他

索 引

利益相反（COI）に関する開示

　日本消化器病学会では，ガイドライン委員会・ガイドライン統括委員と特定企業との経済的な関係につき，下記の項目について，各委員から利益相反状況の申告を得た．

　大腸ポリープ診療ガイドライン作成・評価委員には診療ガイドライン対象疾患に関連する企業との経済的な関係につき，下記の項目について，各委員から利益相反状況の申告を得た．

　申告された企業名を下記に示す（対象期間は 2017 年 1 月 1 日から 2019 年 12 月 31 日）．企業名は 2020 年 3 月現在の名称とした．

　A．自己申告者自身の申告事項
　1．企業や営利を目的とした団体の役員，顧問職の有無と報酬額
　2．株の保有と，その株式から得られる利益
　3．企業や営利を目的とした団体から特許権使用料として支払われた報酬
　4．企業や営利を目的とした団体より，会議の出席（発表，助言など）に対し，研究者を拘束した時間・労力に対して支払われた日当，講演料などの報酬
　5．企業や営利を目的とした団体が作成するパンフレットなどの執筆に対して支払った原稿料
　6．企業や営利を目的とした団体が提供する研究費
　7．企業や営利を目的とした団体が提供する奨学（奨励）寄附金
　8．企業等が提供する寄附講座
　9．その他の報酬（研究，教育，診療とは直接に関係しない旅行，贈答品など）
　B．申告者の配偶者，一親等内の親族，または収入・財産的利益を共有する者の申告事項
　1．企業や営利を目的とした団体の役員，顧問職の有無と報酬額
　2．株の保有と，その株式から得られる利益
　3．企業や営利を目的とした団体から特許権使用料として支払われた報酬

　利益相反の扱いに関しては，日本消化器病学会の「医学系研究の利益相反に関する指針および運用細則」（2019 年 1 月 1 日改訂版）に従った．

　統括委員および作成・評価委員はすべて，診療ガイドラインの内容と作成法について，医療・医学の専門家として科学的・医学的な公正さと透明性を担保しつつ，適正な診断と治療の補助ならびに患者の quality of life の向上を第一義として作業を行った．

　すべての申告事項に該当がない委員については，表末尾に記載した．

1. 統括委員と企業との経済的な関係

役割	氏名	開示項目A			開示項目B
		1	2	3	1
		4	5	6	2
		7	8	9	3
統括委員	渡辺 純夫	–	–	–	–
		–	–	–	–
		EA ファーマ, 持田製薬, ヤクルト本社	–	–	–
統括委員	島田 光生	–	–	大鵬薬品工業, ツムラ	–
		アステラス製薬, アッヴィ, EA ファーマ, エーザイ, MSD, 小野薬品工業, コヴィディエンジャパン, CLS ベーリング, ジョンソン・エンド・ジョンソン, 大鵬薬品工業, 武田薬品工業, 中外製薬, 日本イーライリリー, 日本血液製剤機構, ノバルティスファーマ, バイエル薬品, メルクバイオファーマ	–	–	–
		–	–	–	–
統括委員	福田 眞作	–	–	ブリストル・マイヤーズスクイブ	–
		旭化成ファーマ, アッヴィ, EA ファーマ, エーザイ, MSD, 武田薬品工業, ファイザー, 持田製薬	–	–	–

2. 作成・評価委員と企業との経済的な関係

役割	氏名	開示項目A			開示項目B
		1	2	3	1
		4	5	6	2
		7	8	9	3
作成委員	田中 信治	オリンパス	–	–	–
		–	–	–	–
		–	–	–	–
作成委員	板橋 道朗	–	–	–	–
		アステラス製薬, 大鵬薬品工業, 武田薬品工業, 中外製薬, ファイザー	–	–	–
		–	–	–	–
作成委員	野崎 良一	アッヴィ	–	–	–
		–	–	–	–
		–	–	–	–
作成委員	松本 主之	アッヴィ, EA ファーマ, 杏林製薬, 田辺三菱製薬, ヤンセンファーマ	–	–	–
		EA ファーマ, 田辺三菱製薬	–	–	–

法人表記は省略

下記の委員については申告事項なし.
統括委員：田妻　進, 宮島哲也
作成委員：斉藤裕輔, 五十嵐正広, 岩男　泰, 岡　志郎, 菅井　有, 鈴木康元, 松田尚久
評価委員：杉原健一, 鶴田　修, 西田　博, 平田一郎

組織としての利益相反

日本消化器病学会の事業活動における資金提供を受けた企業を記載する（対象期間は 2017 年 1 月 1 日から 2019 年 12 月 31 日）.

1）日本消化器病学会の事業活動に関連して，資金（寄附金等）を提供した企業名

①共催セミナー

旭化成ファーマ，旭化成メディカル，あすか製薬，アステラス製薬，アストラゼネカ，アッヴィ，アルフレッサファーマ，EA ファーマ，エーザイ，MSD，大塚製薬，オリンパス，キッセイ薬品工業，杏林製薬，協和キリン，ギリアド・サイエンシズ，クラシエ製薬，コヴィディエンジャパン，サーモフィッシャーダイアグノスティックス，三和化学研究所，塩野義製薬，シスメックス，JIMRO，積水メディカル，ゼリア新薬工業，セルトリオン・ヘルスケア・ジャパン，第一三共，大日本住友製薬，大鵬薬品工業，武田薬品工業，田辺三菱製薬，中外製薬，ツムラ，東ソー，東レ，日本イーライリリー，日本化薬，日本ジェネリック製薬協会，日本ベーリンガーインゲルハイム，ノーベルファーマ，バイエル薬品，ファイザー，フェリング・ファーマ，ブリストル・マイヤーズ スクイブ，マイラン EPD，ミヤリサン製薬，メディコスヒラタ，持田製薬，ヤンセンファーマ，ロート製薬

②特別賛助会員

旭化成メディカル，アステラス製薬，EA ファーマ，エスアールエル，オリンパス，杏林製薬，協和企画，協和キリン，興和，寿製薬，三和化学研究所，塩野義製薬，ゼリア新薬工業，第一三共，田辺三菱製薬，中外製薬，ツムラ，ニプロ，堀井薬品工業，ミノファーゲン製薬

③一般寄付金

旭化成ファーマ，あすか製薬，アステラス製薬，アストラゼネカ，アルフレッサファーマ，栄研化学，エーザイ，エスエス製薬，MSD，エルメットエーザイ，大塚製薬，大塚製薬工場，小野薬品工業，科研製薬，キッセイ薬品工業，杏林製薬，協和キリン，グラクソ・スミスクライン，クラシエ製薬，興和，寿製薬，佐藤製薬，サノフィ，沢井製薬，参天製薬，三和化学研究所，塩野義製薬，セントラルメディカル，第一三共，大正製薬，大日本住友製薬，大鵬薬品工業，武田薬品工業，田辺三菱製薬，中外製薬，ツムラ，帝人ファーマ，テルモ，東和薬品，トーアエイヨー，冨木医療器，富山化学工業，鳥居薬品，ニプロファーマ，日本化薬，日本ケミファ，日本新薬，日本製薬，日本臓器製薬，日本ベーリンガーインゲルハイム，ノバルティスファーマ，バイエル薬品，バイオラックスメディカルデバイス，半田，ファイザー，扶桑薬品工業，ブリストル・マイヤーズ スクイブ，丸石製薬，マルホ，ミノファーゲン製薬，Meiji Seika ファルマ，持田製薬，ヤクルト本社，ロート製薬，わかもと製薬

2）ガイドライン策定に関連して，資金を提供した企業名

なし

＊法人表記は省略．企業名は 2020 年 3 月現在の名称とした．
＊上記リストは当学会本部にて資金提供を受けたものであり，支部にて提供を受けたものについては，今後可及的速やかにデータを整備し開示を行うものとする．

大腸ポリープ診療ガイドライン 2020（改訂第 2 版）

2014 年 4 月 20 日　第 1 版第 1 刷発行	編集　一般財団法人日本消化器病学会
2018 年 1 月 20 日　第 1 版第 3 刷発行	理事長　小池和彦
2020 年 6 月 1 日　第 2 版第 1 刷発行	〒105-0004 東京都港区新橋 2-6-2 新橋アイマークビル 6F
2021 年 3 月 25 日　第 2 版第 2 刷発行	電話　03-6811-2351

　　　　　　　　　　　　　　　発行　株式会社 南 江 堂
　　　　　　　　　　　　　　　　　発行者　小立健太
　　　　　　　　　　　　　　　〒113-8410 東京都文京区本郷三丁目 42 番 6 号
　　　　　　　　　　　　　　　電話　（出版）03-3811-7236　（営業）03-3811-7239
　　　　　　　　　　　　　　　ホームページ　https://www.nankodo.co.jp/

　　　　　　　　　　　　　　　印刷・製本　日経印刷株式会社

Evidence-based Clinical Practice Guidelines for Colonic Polyp 2020（2nd Edition）
© The Japanese Society of Gastroenterology, 2020